THIS BOOK BELONGS TO:

CONTACT INFORMATION	
NAME	
ADRESS	
PHONE #	
EMAIL	
EMERGENCY #	

DEDICATION

This Walking Log Book is dedicated to walkers who want to keep accurate records and retain information for daily walks.

You are my inspiration for producing this book and I'm honored to be a part of helping you manage and retain important information regarding your walking journey.

HOW TO USE THIS BOOK

This Walking Log Book will help you record, collect, and organize your information in an easy to use format.

Here are examples of information for you to fill in and write the details for your activities as a walker.

Fill in the following information:

1. Weekly/Monthly Information - Fill in the month, week number, dates, monthly and weekly goals.

2. Weekly Log - Fill in the information for each day (Monday through Sunday).

3. Walk Type Checklist - Use the checklist to mark walk type (brisk, chi, marathon, nordic/pole, power, race, or stroller).

4. Place Checklist - Use the checklist to mark where you walked: indoor treadmill, elliptical, or video) or outdoor (paved road or trail).

5. Walk Information - Record details of your walk (time, distance, steps, heart rate, calories, shoes worn on the walk, and other details.

6. Weekly Details - Calculate total distance, steps, time, and calories.

7. Notes - Use this space to write other information regarding your week (set and track goals and progress, eating habits, weight loss, or wins for the week).

WALKING LOG

MONTH		MONTHLY GOAL	
WEEK #		WEEK GOAL	
DATES	_____ / _____ / _____ TO _____ / _____ / _____		

MONDAY			
WALK TYPE	O BRISK O CHI O MARATHON O NORDIC/POLE O POWER O RACE O STROLLER		
PLACE	INDOOR O TREADMILL O ELLIPTICAL O VIDEO / OUTDOOR O PAVED O TRAIL		
TIME		DISTANCE	STEPS
HEART RATE		CALORIES	WEATHER
SHOES		OTHER	

TUESDAY			
WALK TYPE	O BRISK O CHI O MARATHON O NORDIC/POLE O POWER O RACE O STROLLER		
PLACE	INDOOR O TREADMILL O ELLIPTICAL O VIDEO / OUTDOOR O PAVED O TRAIL		
TIME		DISTANCE	STEPS
HEART RATE		CALORIES	WEATHER
SHOES		OTHER	

WEDNESDAY			
WALK TYPE	O BRISK O CHI O MARATHON O NORDIC/POLE O POWER O RACE O STROLLER		
PLACE	INDOOR O TREADMILL O ELLIPTICAL O VIDEO / OUTDOOR O PAVED O TRAIL		
TIME		DISTANCE	STEPS
HEART RATE		CALORIES	WEATHER
SHOES		OTHER	

THURSDAY			
WALK TYPE	O BRISK O CHI O MARATHON O NORDIC/POLE O POWER O RACE O STROLLER		
PLACE	INDOOR O TREADMILL O ELLIPTICAL O VIDEO / OUTDOOR O PAVED O TRAIL		
TIME		DISTANCE	STEPS
HEART RATE		CALORIES	WEATHER
SHOES		OTHER	

WALKING LOG

FRIDAY					
WALK TYPE	O BRISK O CHI O MARATHON O NORDIC/POLE O POWER O RACE O STROLLER				
PLACE	INDOOR O TREADMILL O ELLIPTICAL O VIDEO / OUTDOOR O PAVED O TRAIL				
TIME		DISTANCE		STEPS	
HEART RATE		CALORIES		WEATHER	
SHOES		OTHER			

SATURDAY					
WALK TYPE	O BRISK O CHI O MARATHON O NORDIC/POLE O POWER O RACE O STROLLER				
PLACE	INDOOR O TREADMILL O ELLIPTICAL O VIDEO / OUTDOOR O PAVED O TRAIL				
TIME		DISTANCE		STEPS	
HEART RATE		CALORIES		WEATHER	
SHOES		OTHER			

SUNDAY					
WALK TYPE	O BRISK O CHI O MARATHON O NORDIC/POLE O POWER O RACE O STROLLER				
PLACE	INDOOR O TREADMILL O ELLIPTICAL O VIDEO / OUTDOOR O PAVED O TRAIL				
TIME		DISTANCE		STEPS	
HEART RATE		CALORIES		WEATHER	
SHOES		OTHER			

TOTAL DISTANCE		TOTAL STEPS		TOTAL TIME		TOTAL CALORIES	
NOTES							

WALKING LOG

MONTH		MONTHLY GOAL	
WEEK #		WEEK GOAL	
DATES	_____ / _____ / _____ TO	_____ / _____ / _____	

MONDAY

WALK TYPE	O BRISK O CHI O MARATHON O NORDIC/POLE O POWER O RACE O STROLLER				
PLACE	INDOOR O TREADMILL O ELLIPTICAL O VIDEO / OUTDOOR O PAVED O TRAIL				
TIME		DISTANCE		STEPS	
HEART RATE		CALORIES		WEATHER	
SHOES		OTHER			

TUESDAY

WALK TYPE	O BRISK O CHI O MARATHON O NORDIC/POLE O POWER O RACE O STROLLER				
PLACE	INDOOR O TREADMILL O ELLIPTICAL O VIDEO / OUTDOOR O PAVED O TRAIL				
TIME		DISTANCE		STEPS	
HEART RATE		CALORIES		WEATHER	
SHOES		OTHER			

WEDNESDAY

WALK TYPE	O BRISK O CHI O MARATHON O NORDIC/POLE O POWER O RACE O STROLLER				
PLACE	INDOOR O TREADMILL O ELLIPTICAL O VIDEO / OUTDOOR O PAVED O TRAIL				
TIME		DISTANCE		STEPS	
HEART RATE		CALORIES		WEATHER	
SHOES		OTHER			

THURSDAY

WALK TYPE	O BRISK O CHI O MARATHON O NORDIC/POLE O POWER O RACE O STROLLER				
PLACE	INDOOR O TREADMILL O ELLIPTICAL O VIDEO / OUTDOOR O PAVED O TRAIL				
TIME		DISTANCE		STEPS	
HEART RATE		CALORIES		WEATHER	
SHOES		OTHER			

WALKING LOG

FRIDAY

WALK TYPE	O BRISK O CHI O MARATHON O NORDIC/POLE O POWER O RACE O STROLLER
PLACE	INDOOR O TREADMILL O ELLIPTICAL O VIDEO / OUTDOOR O PAVED O TRAIL

TIME		DISTANCE		STEPS	
HEART RATE		CALORIES		WEATHER	
SHOES		OTHER			

SATURDAY

WALK TYPE	O BRISK O CHI O MARATHON O NORDIC/POLE O POWER O RACE O STROLLER
PLACE	INDOOR O TREADMILL O ELLIPTICAL O VIDEO / OUTDOOR O PAVED O TRAIL

TIME		DISTANCE		STEPS	
HEART RATE		CALORIES		WEATHER	
SHOES		OTHER			

SUNDAY

WALK TYPE	O BRISK O CHI O MARATHON O NORDIC/POLE O POWER O RACE O STROLLER
PLACE	INDOOR O TREADMILL O ELLIPTICAL O VIDEO / OUTDOOR O PAVED O TRAIL

TIME		DISTANCE		STEPS	
HEART RATE		CALORIES		WEATHER	
SHOES		OTHER			

TOTAL DISTANCE		TOTAL STEPS		TOTAL TIME		TOTAL CALORIES	

NOTES

WALKING LOG

MONTH		MONTHLY GOAL	
WEEK #		WEEK GOAL	
DATES	_____ / _____ / _____ TO	_____ / _____ / _____	

MONDAY

WALK TYPE	O BRISK O CHI O MARATHON O NORDIC/POLE O POWER O RACE O STROLLER				
PLACE	INDOOR O TREADMILL O ELLIPTICAL O VIDEO / OUTDOOR O PAVED O TRAIL				
TIME		DISTANCE		STEPS	
HEART RATE		CALORIES		WEATHER	
SHOES		OTHER			

TUESDAY

WALK TYPE	O BRISK O CHI O MARATHON O NORDIC/POLE O POWER O RACE O STROLLER				
PLACE	INDOOR O TREADMILL O ELLIPTICAL O VIDEO / OUTDOOR O PAVED O TRAIL				
TIME		DISTANCE		STEPS	
HEART RATE		CALORIES		WEATHER	
SHOES		OTHER			

WEDNESDAY

WALK TYPE	O BRISK O CHI O MARATHON O NORDIC/POLE O POWER O RACE O STROLLER				
PLACE	INDOOR O TREADMILL O ELLIPTICAL O VIDEO / OUTDOOR O PAVED O TRAIL				
TIME		DISTANCE		STEPS	
HEART RATE		CALORIES		WEATHER	
SHOES		OTHER			

THURSDAY

WALK TYPE	O BRISK O CHI O MARATHON O NORDIC/POLE O POWER O RACE O STROLLER				
PLACE	INDOOR O TREADMILL O ELLIPTICAL O VIDEO / OUTDOOR O PAVED O TRAIL				
TIME		DISTANCE		STEPS	
HEART RATE		CALORIES		WEATHER	
SHOES		OTHER			

WALKING LOG

FRIDAY					
WALK TYPE	O BRISK O CHI O MARATHON O NORDIC/POLE O POWER O RACE O STROLLER				
PLACE	INDOOR O TREADMILL O ELLIPTICAL O VIDEO / OUTDOOR O PAVED O TRAIL				
TIME		DISTANCE		STEPS	
HEART RATE		CALORIES		WEATHER	
SHOES		OTHER			

SATURDAY					
WALK TYPE	O BRISK O CHI O MARATHON O NORDIC/POLE O POWER O RACE O STROLLER				
PLACE	INDOOR O TREADMILL O ELLIPTICAL O VIDEO / OUTDOOR O PAVED O TRAIL				
TIME		DISTANCE		STEPS	
HEART RATE		CALORIES		WEATHER	
SHOES		OTHER			

SUNDAY					
WALK TYPE	O BRISK O CHI O MARATHON O NORDIC/POLE O POWER O RACE O STROLLER				
PLACE	INDOOR O TREADMILL O ELLIPTICAL O VIDEO / OUTDOOR O PAVED O TRAIL				
TIME		DISTANCE		STEPS	
HEART RATE		CALORIES		WEATHER	
SHOES		OTHER			

TOTAL DISTANCE		TOTAL STEPS		TOTAL TIME		TOTAL CALORIES	
NOTES							

WALKING LOG

MONTH		MONTHLY GOAL	
WEEK #		WEEK GOAL	
DATES		_____ / _____ / _____ TO _____ / _____ / _____	

MONDAY		
WALK TYPE	O BRISK O CHI O MARATHON O NORDIC/POLE O POWER O RACE O STROLLER	
PLACE	INDOOR O TREADMILL O ELLIPTICAL O VIDEO / OUTDOOR O PAVED O TRAIL	
TIME	DISTANCE	STEPS
HEART RATE	CALORIES	WEATHER
SHOES	OTHER	

TUESDAY		
WALK TYPE	O BRISK O CHI O MARATHON O NORDIC/POLE O POWER O RACE O STROLLER	
PLACE	INDOOR O TREADMILL O ELLIPTICAL O VIDEO / OUTDOOR O PAVED O TRAIL	
TIME	DISTANCE	STEPS
HEART RATE	CALORIES	WEATHER
SHOES	OTHER	

WEDNESDAY		
WALK TYPE	O BRISK O CHI O MARATHON O NORDIC/POLE O POWER O RACE O STROLLER	
PLACE	INDOOR O TREADMILL O ELLIPTICAL O VIDEO / OUTDOOR O PAVED O TRAIL	
TIME	DISTANCE	STEPS
HEART RATE	CALORIES	WEATHER
SHOES	OTHER	

THURSDAY		
WALK TYPE	O BRISK O CHI O MARATHON O NORDIC/POLE O POWER O RACE O STROLLER	
PLACE	INDOOR O TREADMILL O ELLIPTICAL O VIDEO / OUTDOOR O PAVED O TRAIL	
TIME	DISTANCE	STEPS
HEART RATE	CALORIES	WEATHER
SHOES	OTHER	

WALKING LOG

FRIDAY

WALK TYPE	O BRISK O CHI O MARATHON O NORDIC/POLE O POWER O RACE O STROLLER					
PLACE	INDOOR O TREADMILL O ELLIPTICAL O VIDEO / OUTDOOR O PAVED O TRAIL					
TIME		DISTANCE		STEPS		
HEART RATE		CALORIES		WEATHER		
SHOES		OTHER				

SATURDAY

WALK TYPE	O BRISK O CHI O MARATHON O NORDIC/POLE O POWER O RACE O STROLLER					
PLACE	INDOOR O TREADMILL O ELLIPTICAL O VIDEO / OUTDOOR O PAVED O TRAIL					
TIME		DISTANCE		STEPS		
HEART RATE		CALORIES		WEATHER		
SHOES		OTHER				

SUNDAY

WALK TYPE	O BRISK O CHI O MARATHON O NORDIC/POLE O POWER O RACE O STROLLER					
PLACE	INDOOR O TREADMILL O ELLIPTICAL O VIDEO / OUTDOOR O PAVED O TRAIL					
TIME		DISTANCE		STEPS		
HEART RATE		CALORIES		WEATHER		
SHOES		OTHER				

TOTAL DISTANCE		TOTAL STEPS		TOTAL TIME		TOTAL CALORIES	
NOTES							

WALKING LOG

MONTH		MONTHLY GOAL	
WEEK #		WEEK GOAL	
DATES	_____ / _____ / _____ TO	_____ / _____ / _____	

MONDAY

WALK TYPE	O BRISK O CHI O MARATHON O NORDIC/POLE O POWER O RACE O STROLLER				
PLACE	INDOOR O TREADMILL O ELLIPTICAL O VIDEO / OUTDOOR O PAVED O TRAIL				
TIME		DISTANCE		STEPS	
HEART RATE		CALORIES		WEATHER	
SHOES		OTHER			

TUESDAY

WALK TYPE	O BRISK O CHI O MARATHON O NORDIC/POLE O POWER O RACE O STROLLER				
PLACE	INDOOR O TREADMILL O ELLIPTICAL O VIDEO / OUTDOOR O PAVED O TRAIL				
TIME		DISTANCE		STEPS	
HEART RATE		CALORIES		WEATHER	
SHOES		OTHER			

WEDNESDAY

WALK TYPE	O BRISK O CHI O MARATHON O NORDIC/POLE O POWER O RACE O STROLLER				
PLACE	INDOOR O TREADMILL O ELLIPTICAL O VIDEO / OUTDOOR O PAVED O TRAIL				
TIME		DISTANCE		STEPS	
HEART RATE		CALORIES		WEATHER	
SHOES		OTHER			

THURSDAY

WALK TYPE	O BRISK O CHI O MARATHON O NORDIC/POLE O POWER O RACE O STROLLER				
PLACE	INDOOR O TREADMILL O ELLIPTICAL O VIDEO / OUTDOOR O PAVED O TRAIL				
TIME		DISTANCE		STEPS	
HEART RATE		CALORIES		WEATHER	
SHOES		OTHER			

WALKING LOG

FRIDAY

WALK TYPE	O BRISK O CHI O MARATHON O NORDIC/POLE O POWER O RACE O STROLLER				
PLACE	INDOOR O TREADMILL O ELLIPTICAL O VIDEO / OUTDOOR O PAVED O TRAIL				
TIME		DISTANCE		STEPS	
HEART RATE		CALORIES		WEATHER	
SHOES		OTHER			

SATURDAY

WALK TYPE	O BRISK O CHI O MARATHON O NORDIC/POLE O POWER O RACE O STROLLER				
PLACE	INDOOR O TREADMILL O ELLIPTICAL O VIDEO / OUTDOOR O PAVED O TRAIL				
TIME		DISTANCE		STEPS	
HEART RATE		CALORIES		WEATHER	
SHOES		OTHER			

SUNDAY

WALK TYPE	O BRISK O CHI O MARATHON O NORDIC/POLE O POWER O RACE O STROLLER				
PLACE	INDOOR O TREADMILL O ELLIPTICAL O VIDEO / OUTDOOR O PAVED O TRAIL				
TIME		DISTANCE		STEPS	
HEART RATE		CALORIES		WEATHER	
SHOES		OTHER			

TOTAL DISTANCE		TOTAL STEPS		TOTAL TIME		TOTAL CALORIES	

NOTES

WALKING LOG

MONTH		MONTHLY GOAL	
WEEK #		WEEK GOAL	
DATES	_____ / _____ / _____ TO _____ / _____ / _____		

MONDAY					
WALK TYPE	O BRISK O CHI O MARATHON O NORDIC/POLE O POWER O RACE O STROLLER				
PLACE	INDOOR O TREADMILL O ELLIPTICAL O VIDEO / OUTDOOR O PAVED O TRAIL				
TIME		DISTANCE		STEPS	
HEART RATE		CALORIES		WEATHER	
SHOES		OTHER			

TUESDAY					
WALK TYPE	O BRISK O CHI O MARATHON O NORDIC/POLE O POWER O RACE O STROLLER				
PLACE	INDOOR O TREADMILL O ELLIPTICAL O VIDEO / OUTDOOR O PAVED O TRAIL				
TIME		DISTANCE		STEPS	
HEART RATE		CALORIES		WEATHER	
SHOES		OTHER			

WEDNESDAY					
WALK TYPE	O BRISK O CHI O MARATHON O NORDIC/POLE O POWER O RACE O STROLLER				
PLACE	INDOOR O TREADMILL O ELLIPTICAL O VIDEO / OUTDOOR O PAVED O TRAIL				
TIME		DISTANCE		STEPS	
HEART RATE		CALORIES		WEATHER	
SHOES		OTHER			

THURSDAY					
WALK TYPE	O BRISK O CHI O MARATHON O NORDIC/POLE O POWER O RACE O STROLLER				
PLACE	INDOOR O TREADMILL O ELLIPTICAL O VIDEO / OUTDOOR O PAVED O TRAIL				
TIME		DISTANCE		STEPS	
HEART RATE		CALORIES		WEATHER	
SHOES		OTHER			

WALKING LOG

FRIDAY

WALK TYPE	O BRISK O CHI O MARATHON O NORDIC/POLE O POWER O RACE O STROLLER
PLACE	INDOOR O TREADMILL O ELLIPTICAL O VIDEO / OUTDOOR O PAVED O TRAIL

TIME		DISTANCE		STEPS	
HEART RATE		CALORIES		WEATHER	
SHOES		OTHER			

SATURDAY

WALK TYPE	O BRISK O CHI O MARATHON O NORDIC/POLE O POWER O RACE O STROLLER
PLACE	INDOOR O TREADMILL O ELLIPTICAL O VIDEO / OUTDOOR O PAVED O TRAIL

TIME		DISTANCE		STEPS	
HEART RATE		CALORIES		WEATHER	
SHOES		OTHER			

SUNDAY

WALK TYPE	O BRISK O CHI O MARATHON O NORDIC/POLE O POWER O RACE O STROLLER
PLACE	INDOOR O TREADMILL O ELLIPTICAL O VIDEO / OUTDOOR O PAVED O TRAIL

TIME		DISTANCE		STEPS	
HEART RATE		CALORIES		WEATHER	
SHOES		OTHER			

TOTAL DISTANCE		TOTAL STEPS		TOTAL TIME		TOTAL CALORIES	

NOTES

WALKING LOG

MONTH		MONTHLY GOAL	
WEEK #		WEEK GOAL	
DATES	_____ / _____ / _____ TO	_____ / _____ / _____	

MONDAY

WALK TYPE	O BRISK O CHI O MARATHON O NORDIC/POLE O POWER O RACE O STROLLER				
PLACE	INDOOR O TREADMILL O ELLIPTICAL O VIDEO / OUTDOOR O PAVED O TRAIL				
TIME		DISTANCE		STEPS	
HEART RATE		CALORIES		WEATHER	
SHOES		OTHER			

TUESDAY

WALK TYPE	O BRISK O CHI O MARATHON O NORDIC/POLE O POWER O RACE O STROLLER				
PLACE	INDOOR O TREADMILL O ELLIPTICAL O VIDEO / OUTDOOR O PAVED O TRAIL				
TIME		DISTANCE		STEPS	
HEART RATE		CALORIES		WEATHER	
SHOES		OTHER			

WEDNESDAY

WALK TYPE	O BRISK O CHI O MARATHON O NORDIC/POLE O POWER O RACE O STROLLER				
PLACE	INDOOR O TREADMILL O ELLIPTICAL O VIDEO / OUTDOOR O PAVED O TRAIL				
TIME		DISTANCE		STEPS	
HEART RATE		CALORIES		WEATHER	
SHOES		OTHER			

THURSDAY

WALK TYPE	O BRISK O CHI O MARATHON O NORDIC/POLE O POWER O RACE O STROLLER				
PLACE	INDOOR O TREADMILL O ELLIPTICAL O VIDEO / OUTDOOR O PAVED O TRAIL				
TIME		DISTANCE		STEPS	
HEART RATE		CALORIES		WEATHER	
SHOES		OTHER			

WALKING LOG

FRIDAY

WALK TYPE	O BRISK O CHI O MARATHON O NORDIC/POLE O POWER O RACE O STROLLER					
PLACE	INDOOR O TREADMILL O ELLIPTICAL O VIDEO / OUTDOOR O PAVED O TRAIL					
TIME		DISTANCE		STEPS	
HEART RATE		CALORIES		WEATHER	
SHOES		OTHER			

SATURDAY

WALK TYPE	O BRISK O CHI O MARATHON O NORDIC/POLE O POWER O RACE O STROLLER					
PLACE	INDOOR O TREADMILL O ELLIPTICAL O VIDEO / OUTDOOR O PAVED O TRAIL					
TIME		DISTANCE		STEPS	
HEART RATE		CALORIES		WEATHER	
SHOES		OTHER			

SUNDAY

WALK TYPE	O BRISK O CHI O MARATHON O NORDIC/POLE O POWER O RACE O STROLLER					
PLACE	INDOOR O TREADMILL O ELLIPTICAL O VIDEO / OUTDOOR O PAVED O TRAIL					
TIME		DISTANCE		STEPS	
HEART RATE		CALORIES		WEATHER	
SHOES		OTHER			

TOTAL DISTANCE		TOTAL STEPS		TOTAL TIME		TOTAL CALORIES	

NOTES

WALKING LOG

MONTH		MONTHLY GOAL	
WEEK #		WEEK GOAL	
DATES	_____ / _____ / _____ TO	_____ / _____ / _____	

MONDAY

WALK TYPE	O BRISK O CHI O MARATHON O NORDIC/POLE O POWER O RACE O STROLLER				
PLACE	INDOOR O TREADMILL O ELLIPTICAL O VIDEO / OUTDOOR O PAVED O TRAIL				
TIME		DISTANCE		STEPS	
HEART RATE		CALORIES		WEATHER	
SHOES		OTHER			

TUESDAY

WALK TYPE	O BRISK O CHI O MARATHON O NORDIC/POLE O POWER O RACE O STROLLER				
PLACE	INDOOR O TREADMILL O ELLIPTICAL O VIDEO / OUTDOOR O PAVED O TRAIL				
TIME		DISTANCE		STEPS	
HEART RATE		CALORIES		WEATHER	
SHOES		OTHER			

WEDNESDAY

WALK TYPE	O BRISK O CHI O MARATHON O NORDIC/POLE O POWER O RACE O STROLLER				
PLACE	INDOOR O TREADMILL O ELLIPTICAL O VIDEO / OUTDOOR O PAVED O TRAIL				
TIME		DISTANCE		STEPS	
HEART RATE		CALORIES		WEATHER	
SHOES		OTHER			

THURSDAY

WALK TYPE	O BRISK O CHI O MARATHON O NORDIC/POLE O POWER O RACE O STROLLER				
PLACE	INDOOR O TREADMILL O ELLIPTICAL O VIDEO / OUTDOOR O PAVED O TRAIL				
TIME		DISTANCE		STEPS	
HEART RATE		CALORIES		WEATHER	
SHOES		OTHER			

WALKING LOG

FRIDAY

WALK TYPE	O BRISK O CHI O MARATHON O NORDIC/POLE O POWER O RACE O STROLLER					
PLACE	INDOOR O TREADMILL O ELLIPTICAL O VIDEO / OUTDOOR O PAVED O TRAIL					
TIME		DISTANCE		STEPS		
HEART RATE		CALORIES		WEATHER		
SHOES		OTHER				

SATURDAY

WALK TYPE	O BRISK O CHI O MARATHON O NORDIC/POLE O POWER O RACE O STROLLER					
PLACE	INDOOR O TREADMILL O ELLIPTICAL O VIDEO / OUTDOOR O PAVED O TRAIL					
TIME		DISTANCE		STEPS		
HEART RATE		CALORIES		WEATHER		
SHOES		OTHER				

SUNDAY

WALK TYPE	O BRISK O CHI O MARATHON O NORDIC/POLE O POWER O RACE O STROLLER					
PLACE	INDOOR O TREADMILL O ELLIPTICAL O VIDEO / OUTDOOR O PAVED O TRAIL					
TIME		DISTANCE		STEPS		
HEART RATE		CALORIES		WEATHER		
SHOES		OTHER				

TOTAL DISTANCE		TOTAL STEPS		TOTAL TIME		TOTAL CALORIES	
NOTES							

WALKING LOG

MONTH		MONTHLY GOAL	
WEEK #		WEEK GOAL	
DATES	_____ / _____ / _____ TO _____ / _____ / _____		

MONDAY

WALK TYPE	O BRISK O CHI O MARATHON O NORDIC/POLE O POWER O RACE O STROLLER				
PLACE	INDOOR O TREADMILL O ELLIPTICAL O VIDEO / OUTDOOR O PAVED O TRAIL				
TIME		DISTANCE		STEPS	
HEART RATE		CALORIES		WEATHER	
SHOES		OTHER			

TUESDAY

WALK TYPE	O BRISK O CHI O MARATHON O NORDIC/POLE O POWER O RACE O STROLLER				
PLACE	INDOOR O TREADMILL O ELLIPTICAL O VIDEO / OUTDOOR O PAVED O TRAIL				
TIME		DISTANCE		STEPS	
HEART RATE		CALORIES		WEATHER	
SHOES		OTHER			

WEDNESDAY

WALK TYPE	O BRISK O CHI O MARATHON O NORDIC/POLE O POWER O RACE O STROLLER				
PLACE	INDOOR O TREADMILL O ELLIPTICAL O VIDEO / OUTDOOR O PAVED O TRAIL				
TIME		DISTANCE		STEPS	
HEART RATE		CALORIES		WEATHER	
SHOES		OTHER			

THURSDAY

WALK TYPE	O BRISK O CHI O MARATHON O NORDIC/POLE O POWER O RACE O STROLLER				
PLACE	INDOOR O TREADMILL O ELLIPTICAL O VIDEO / OUTDOOR O PAVED O TRAIL				
TIME		DISTANCE		STEPS	
HEART RATE		CALORIES		WEATHER	
SHOES		OTHER			

WALKING LOG

FRIDAY					
WALK TYPE	O BRISK O CHI O MARATHON O NORDIC/POLE O POWER O RACE O STROLLER				
PLACE	INDOOR O TREADMILL O ELLIPTICAL O VIDEO / OUTDOOR O PAVED O TRAIL				
TIME		DISTANCE		STEPS	
HEART RATE		CALORIES		WEATHER	
SHOES		OTHER			

SATURDAY					
WALK TYPE	O BRISK O CHI O MARATHON O NORDIC/POLE O POWER O RACE O STROLLER				
PLACE	INDOOR O TREADMILL O ELLIPTICAL O VIDEO / OUTDOOR O PAVED O TRAIL				
TIME		DISTANCE		STEPS	
HEART RATE		CALORIES		WEATHER	
SHOES		OTHER			

SUNDAY					
WALK TYPE	O BRISK O CHI O MARATHON O NORDIC/POLE O POWER O RACE O STROLLER				
PLACE	INDOOR O TREADMILL O ELLIPTICAL O VIDEO / OUTDOOR O PAVED O TRAIL				
TIME		DISTANCE		STEPS	
HEART RATE		CALORIES		WEATHER	
SHOES		OTHER			

TOTAL DISTANCE		TOTAL STEPS		TOTAL TIME		TOTAL CALORIES	
NOTES							

WALKING LOG

MONTH		MONTHLY GOAL	
WEEK #		WEEK GOAL	
DATES	_____ / _____ / _____	TO	_____ / _____ / _____

MONDAY

WALK TYPE	O BRISK O CHI O MARATHON O NORDIC/POLE O POWER O RACE O STROLLER				
PLACE	INDOOR O TREADMILL O ELLIPTICAL O VIDEO / OUTDOOR O PAVED O TRAIL				
TIME		DISTANCE		STEPS	
HEART RATE		CALORIES		WEATHER	
SHOES		OTHER			

TUESDAY

WALK TYPE	O BRISK O CHI O MARATHON O NORDIC/POLE O POWER O RACE O STROLLER				
PLACE	INDOOR O TREADMILL O ELLIPTICAL O VIDEO / OUTDOOR O PAVED O TRAIL				
TIME		DISTANCE		STEPS	
HEART RATE		CALORIES		WEATHER	
SHOES		OTHER			

WEDNESDAY

WALK TYPE	O BRISK O CHI O MARATHON O NORDIC/POLE O POWER O RACE O STROLLER				
PLACE	INDOOR O TREADMILL O ELLIPTICAL O VIDEO / OUTDOOR O PAVED O TRAIL				
TIME		DISTANCE		STEPS	
HEART RATE		CALORIES		WEATHER	
SHOES		OTHER			

THURSDAY

WALK TYPE	O BRISK O CHI O MARATHON O NORDIC/POLE O POWER O RACE O STROLLER				
PLACE	INDOOR O TREADMILL O ELLIPTICAL O VIDEO / OUTDOOR O PAVED O TRAIL				
TIME		DISTANCE		STEPS	
HEART RATE		CALORIES		WEATHER	
SHOES		OTHER			

WALKING LOG

FRIDAY

WALK TYPE	O BRISK O CHI O MARATHON O NORDIC/POLE O POWER O RACE O STROLLER					
PLACE	INDOOR O TREADMILL O ELLIPTICAL O VIDEO / OUTDOOR O PAVED O TRAIL					
TIME		DISTANCE		STEPS		
HEART RATE		CALORIES		WEATHER		
SHOES		OTHER				

SATURDAY

WALK TYPE	O BRISK O CHI O MARATHON O NORDIC/POLE O POWER O RACE O STROLLER					
PLACE	INDOOR O TREADMILL O ELLIPTICAL O VIDEO / OUTDOOR O PAVED O TRAIL					
TIME		DISTANCE		STEPS		
HEART RATE		CALORIES		WEATHER		
SHOES		OTHER				

SUNDAY

WALK TYPE	O BRISK O CHI O MARATHON O NORDIC/POLE O POWER O RACE O STROLLER					
PLACE	INDOOR O TREADMILL O ELLIPTICAL O VIDEO / OUTDOOR O PAVED O TRAIL					
TIME		DISTANCE		STEPS		
HEART RATE		CALORIES		WEATHER		
SHOES		OTHER				

TOTAL DISTANCE		TOTAL STEPS		TOTAL TIME		TOTAL CALORIES	

NOTES

WALKING LOG

MONTH		MONTHLY GOAL	
WEEK #		WEEK GOAL	
DATES	____ / ____ / ____	TO	____ / ____ / ____

MONDAY			
WALK TYPE	O BRISK O CHI O MARATHON O NORDIC/POLE O POWER O RACE O STROLLER		
PLACE	INDOOR O TREADMILL O ELLIPTICAL O VIDEO / OUTDOOR O PAVED O TRAIL		
TIME		DISTANCE	STEPS
HEART RATE		CALORIES	WEATHER
SHOES		OTHER	

TUESDAY			
WALK TYPE	O BRISK O CHI O MARATHON O NORDIC/POLE O POWER O RACE O STROLLER		
PLACE	INDOOR O TREADMILL O ELLIPTICAL O VIDEO / OUTDOOR O PAVED O TRAIL		
TIME		DISTANCE	STEPS
HEART RATE		CALORIES	WEATHER
SHOES		OTHER	

WEDNESDAY			
WALK TYPE	O BRISK O CHI O MARATHON O NORDIC/POLE O POWER O RACE O STROLLER		
PLACE	INDOOR O TREADMILL O ELLIPTICAL O VIDEO / OUTDOOR O PAVED O TRAIL		
TIME		DISTANCE	STEPS
HEART RATE		CALORIES	WEATHER
SHOES		OTHER	

THURSDAY			
WALK TYPE	O BRISK O CHI O MARATHON O NORDIC/POLE O POWER O RACE O STROLLER		
PLACE	INDOOR O TREADMILL O ELLIPTICAL O VIDEO / OUTDOOR O PAVED O TRAIL		
TIME		DISTANCE	STEPS
HEART RATE		CALORIES	WEATHER
SHOES		OTHER	

WALKING LOG

FRIDAY						
WALK TYPE	O BRISK O CHI O MARATHON O NORDIC/POLE O POWER O RACE O STROLLER					
PLACE	INDOOR O TREADMILL O ELLIPTICAL O VIDEO / OUTDOOR O PAVED O TRAIL					
TIME		DISTANCE		STEPS		
HEART RATE		CALORIES		WEATHER		
SHOES		OTHER				

SATURDAY						
WALK TYPE	O BRISK O CHI O MARATHON O NORDIC/POLE O POWER O RACE O STROLLER					
PLACE	INDOOR O TREADMILL O ELLIPTICAL O VIDEO / OUTDOOR O PAVED O TRAIL					
TIME		DISTANCE		STEPS		
HEART RATE		CALORIES		WEATHER		
SHOES		OTHER				

SUNDAY						
WALK TYPE	O BRISK O CHI O MARATHON O NORDIC/POLE O POWER O RACE O STROLLER					
PLACE	INDOOR O TREADMILL O ELLIPTICAL O VIDEO / OUTDOOR O PAVED O TRAIL					
TIME		DISTANCE		STEPS		
HEART RATE		CALORIES		WEATHER		
SHOES		OTHER				

TOTAL DISTANCE		TOTAL STEPS		TOTAL TIME		TOTAL CALORIES	
NOTES							

WALKING LOG

MONTH		MONTHLY GOAL	
WEEK #		WEEK GOAL	
DATES	_____ / _____ / _____ TO	_____ / _____ / _____	

MONDAY					
WALK TYPE	O BRISK O CHI O MARATHON O NORDIC/POLE O POWER O RACE O STROLLER				
PLACE	INDOOR O TREADMILL O ELLIPTICAL O VIDEO / OUTDOOR O PAVED O TRAIL				
TIME		DISTANCE		STEPS	
HEART RATE		CALORIES		WEATHER	
SHOES		OTHER			

TUESDAY					
WALK TYPE	O BRISK O CHI O MARATHON O NORDIC/POLE O POWER O RACE O STROLLER				
PLACE	INDOOR O TREADMILL O ELLIPTICAL O VIDEO / OUTDOOR O PAVED O TRAIL				
TIME		DISTANCE		STEPS	
HEART RATE		CALORIES		WEATHER	
SHOES		OTHER			

WEDNESDAY					
WALK TYPE	O BRISK O CHI O MARATHON O NORDIC/POLE O POWER O RACE O STROLLER				
PLACE	INDOOR O TREADMILL O ELLIPTICAL O VIDEO / OUTDOOR O PAVED O TRAIL				
TIME		DISTANCE		STEPS	
HEART RATE		CALORIES		WEATHER	
SHOES		OTHER			

THURSDAY					
WALK TYPE	O BRISK O CHI O MARATHON O NORDIC/POLE O POWER O RACE O STROLLER				
PLACE	INDOOR O TREADMILL O ELLIPTICAL O VIDEO / OUTDOOR O PAVED O TRAIL				
TIME		DISTANCE		STEPS	
HEART RATE		CALORIES		WEATHER	
SHOES		OTHER			

WALKING LOG

FRIDAY

WALK TYPE	O BRISK O CHI O MARATHON O NORDIC/POLE O POWER O RACE O STROLLER					
PLACE	INDOOR O TREADMILL O ELLIPTICAL O VIDEO / OUTDOOR O PAVED O TRAIL					
TIME		DISTANCE		STEPS		
HEART RATE		CALORIES		WEATHER		
SHOES		OTHER				

SATURDAY

WALK TYPE	O BRISK O CHI O MARATHON O NORDIC/POLE O POWER O RACE O STROLLER					
PLACE	INDOOR O TREADMILL O ELLIPTICAL O VIDEO / OUTDOOR O PAVED O TRAIL					
TIME		DISTANCE		STEPS		
HEART RATE		CALORIES		WEATHER		
SHOES		OTHER				

SUNDAY

WALK TYPE	O BRISK O CHI O MARATHON O NORDIC/POLE O POWER O RACE O STROLLER					
PLACE	INDOOR O TREADMILL O ELLIPTICAL O VIDEO / OUTDOOR O PAVED O TRAIL					
TIME		DISTANCE		STEPS		
HEART RATE		CALORIES		WEATHER		
SHOES		OTHER				

TOTAL DISTANCE		TOTAL STEPS		TOTAL TIME		TOTAL CALORIES	
NOTES							

WALKING LOG

MONTH		MONTHLY GOAL	
WEEK #		WEEK GOAL	
DATES	_____ / _____ / _____ TO _____ / _____ / _____		

MONDAY

WALK TYPE	O BRISK O CHI O MARATHON O NORDIC/POLE O POWER O RACE O STROLLER				
PLACE	INDOOR O TREADMILL O ELLIPTICAL O VIDEO / OUTDOOR O PAVED O TRAIL				
TIME		DISTANCE		STEPS	
HEART RATE		CALORIES		WEATHER	
SHOES		OTHER			

TUESDAY

WALK TYPE	O BRISK O CHI O MARATHON O NORDIC/POLE O POWER O RACE O STROLLER				
PLACE	INDOOR O TREADMILL O ELLIPTICAL O VIDEO / OUTDOOR O PAVED O TRAIL				
TIME		DISTANCE		STEPS	
HEART RATE		CALORIES		WEATHER	
SHOES		OTHER			

WEDNESDAY

WALK TYPE	O BRISK O CHI O MARATHON O NORDIC/POLE O POWER O RACE O STROLLER				
PLACE	INDOOR O TREADMILL O ELLIPTICAL O VIDEO / OUTDOOR O PAVED O TRAIL				
TIME		DISTANCE		STEPS	
HEART RATE		CALORIES		WEATHER	
SHOES		OTHER			

THURSDAY

WALK TYPE	O BRISK O CHI O MARATHON O NORDIC/POLE O POWER O RACE O STROLLER				
PLACE	INDOOR O TREADMILL O ELLIPTICAL O VIDEO / OUTDOOR O PAVED O TRAIL				
TIME		DISTANCE		STEPS	
HEART RATE		CALORIES		WEATHER	
SHOES		OTHER			

WALKING LOG

FRIDAY

WALK TYPE	O BRISK O CHI O MARATHON O NORDIC/POLE O POWER O RACE O STROLLER					
PLACE	INDOOR O TREADMILL O ELLIPTICAL O VIDEO / OUTDOOR O PAVED O TRAIL					
TIME		DISTANCE		STEPS		
HEART RATE		CALORIES		WEATHER		
SHOES		OTHER				

SATURDAY

WALK TYPE	O BRISK O CHI O MARATHON O NORDIC/POLE O POWER O RACE O STROLLER					
PLACE	INDOOR O TREADMILL O ELLIPTICAL O VIDEO / OUTDOOR O PAVED O TRAIL					
TIME		DISTANCE		STEPS		
HEART RATE		CALORIES		WEATHER		
SHOES		OTHER				

SUNDAY

WALK TYPE	O BRISK O CHI O MARATHON O NORDIC/POLE O POWER O RACE O STROLLER					
PLACE	INDOOR O TREADMILL O ELLIPTICAL O VIDEO / OUTDOOR O PAVED O TRAIL					
TIME		DISTANCE		STEPS		
HEART RATE		CALORIES		WEATHER		
SHOES		OTHER				

TOTAL DISTANCE		TOTAL STEPS		TOTAL TIME		TOTAL CALORIES	
NOTES							

WALKING LOG

MONTH		MONTHLY GOAL	
WEEK #		WEEK GOAL	
DATES		_____ / _____ / _____ TO _____ / _____ / _____	

MONDAY

WALK TYPE	O BRISK O CHI O MARATHON O NORDIC/POLE O POWER O RACE O STROLLER				
PLACE	INDOOR O TREADMILL O ELLIPTICAL O VIDEO / OUTDOOR O PAVED O TRAIL				
TIME		DISTANCE		STEPS	
HEART RATE		CALORIES		WEATHER	
SHOES		OTHER			

TUESDAY

WALK TYPE	O BRISK O CHI O MARATHON O NORDIC/POLE O POWER O RACE O STROLLER				
PLACE	INDOOR O TREADMILL O ELLIPTICAL O VIDEO / OUTDOOR O PAVED O TRAIL				
TIME		DISTANCE		STEPS	
HEART RATE		CALORIES		WEATHER	
SHOES		OTHER			

WEDNESDAY

WALK TYPE	O BRISK O CHI O MARATHON O NORDIC/POLE O POWER O RACE O STROLLER				
PLACE	INDOOR O TREADMILL O ELLIPTICAL O VIDEO / OUTDOOR O PAVED O TRAIL				
TIME		DISTANCE		STEPS	
HEART RATE		CALORIES		WEATHER	
SHOES		OTHER			

THURSDAY

WALK TYPE	O BRISK O CHI O MARATHON O NORDIC/POLE O POWER O RACE O STROLLER				
PLACE	INDOOR O TREADMILL O ELLIPTICAL O VIDEO / OUTDOOR O PAVED O TRAIL				
TIME		DISTANCE		STEPS	
HEART RATE		CALORIES		WEATHER	
SHOES		OTHER			

WALKING LOG

FRIDAY

WALK TYPE	O BRISK O CHI O MARATHON O NORDIC/POLE O POWER O RACE O STROLLER					
PLACE	INDOOR O TREADMILL O ELLIPTICAL O VIDEO / OUTDOOR O PAVED O TRAIL					
TIME		DISTANCE		STEPS	
HEART RATE		CALORIES		WEATHER	
SHOES		OTHER			

SATURDAY

WALK TYPE	O BRISK O CHI O MARATHON O NORDIC/POLE O POWER O RACE O STROLLER					
PLACE	INDOOR O TREADMILL O ELLIPTICAL O VIDEO / OUTDOOR O PAVED O TRAIL					
TIME		DISTANCE		STEPS	
HEART RATE		CALORIES		WEATHER	
SHOES		OTHER			

SUNDAY

WALK TYPE	O BRISK O CHI O MARATHON O NORDIC/POLE O POWER O RACE O STROLLER					
PLACE	INDOOR O TREADMILL O ELLIPTICAL O VIDEO / OUTDOOR O PAVED O TRAIL					
TIME		DISTANCE		STEPS	
HEART RATE		CALORIES		WEATHER	
SHOES		OTHER			

TOTAL DISTANCE		TOTAL STEPS		TOTAL TIME		TOTAL CALORIES	

NOTES

WALKING LOG

MONTH		MONTHLY GOAL	
WEEK #		WEEK GOAL	
DATES	___ / ___ / ___ TO ___ / ___ / ___		

MONDAY

WALK TYPE	O BRISK O CHI O MARATHON O NORDIC/POLE O POWER O RACE O STROLLER				
PLACE	INDOOR O TREADMILL O ELLIPTICAL O VIDEO / OUTDOOR O PAVED O TRAIL				
TIME		DISTANCE		STEPS	
HEART RATE		CALORIES		WEATHER	
SHOES		OTHER			

TUESDAY

WALK TYPE	O BRISK O CHI O MARATHON O NORDIC/POLE O POWER O RACE O STROLLER				
PLACE	INDOOR O TREADMILL O ELLIPTICAL O VIDEO / OUTDOOR O PAVED O TRAIL				
TIME		DISTANCE		STEPS	
HEART RATE		CALORIES		WEATHER	
SHOES		OTHER			

WEDNESDAY

WALK TYPE	O BRISK O CHI O MARATHON O NORDIC/POLE O POWER O RACE O STROLLER				
PLACE	INDOOR O TREADMILL O ELLIPTICAL O VIDEO / OUTDOOR O PAVED O TRAIL				
TIME		DISTANCE		STEPS	
HEART RATE		CALORIES		WEATHER	
SHOES		OTHER			

THURSDAY

WALK TYPE	O BRISK O CHI O MARATHON O NORDIC/POLE O POWER O RACE O STROLLER				
PLACE	INDOOR O TREADMILL O ELLIPTICAL O VIDEO / OUTDOOR O PAVED O TRAIL				
TIME		DISTANCE		STEPS	
HEART RATE		CALORIES		WEATHER	
SHOES		OTHER			

WALKING LOG

FRIDAY					
WALK TYPE	O BRISK O CHI O MARATHON O NORDIC/POLE O POWER O RACE O STROLLER				
PLACE	INDOOR O TREADMILL O ELLIPTICAL O VIDEO / OUTDOOR O PAVED O TRAIL				
TIME		DISTANCE		STEPS	
HEART RATE		CALORIES		WEATHER	
SHOES		OTHER			

SATURDAY					
WALK TYPE	O BRISK O CHI O MARATHON O NORDIC/POLE O POWER O RACE O STROLLER				
PLACE	INDOOR O TREADMILL O ELLIPTICAL O VIDEO / OUTDOOR O PAVED O TRAIL				
TIME		DISTANCE		STEPS	
HEART RATE		CALORIES		WEATHER	
SHOES		OTHER			

SUNDAY					
WALK TYPE	O BRISK O CHI O MARATHON O NORDIC/POLE O POWER O RACE O STROLLER				
PLACE	INDOOR O TREADMILL O ELLIPTICAL O VIDEO / OUTDOOR O PAVED O TRAIL				
TIME		DISTANCE		STEPS	
HEART RATE		CALORIES		WEATHER	
SHOES		OTHER			

TOTAL DISTANCE		TOTAL STEPS		TOTAL TIME		TOTAL CALORIES	
NOTES							

WALKING LOG

MONTH		MONTHLY GOAL	
WEEK #		WEEK GOAL	
DATES	____ / ____ / ____ TO ____ / ____ / ____		

MONDAY

WALK TYPE	O BRISK O CHI O MARATHON O NORDIC/POLE O POWER O RACE O STROLLER				
PLACE	INDOOR O TREADMILL O ELLIPTICAL O VIDEO / OUTDOOR O PAVED O TRAIL				
TIME		DISTANCE		STEPS	
HEART RATE		CALORIES		WEATHER	
SHOES		OTHER			

TUESDAY

WALK TYPE	O BRISK O CHI O MARATHON O NORDIC/POLE O POWER O RACE O STROLLER				
PLACE	INDOOR O TREADMILL O ELLIPTICAL O VIDEO / OUTDOOR O PAVED O TRAIL				
TIME		DISTANCE		STEPS	
HEART RATE		CALORIES		WEATHER	
SHOES		OTHER			

WEDNESDAY

WALK TYPE	O BRISK O CHI O MARATHON O NORDIC/POLE O POWER O RACE O STROLLER				
PLACE	INDOOR O TREADMILL O ELLIPTICAL O VIDEO / OUTDOOR O PAVED O TRAIL				
TIME		DISTANCE		STEPS	
HEART RATE		CALORIES		WEATHER	
SHOES		OTHER			

THURSDAY

WALK TYPE	O BRISK O CHI O MARATHON O NORDIC/POLE O POWER O RACE O STROLLER				
PLACE	INDOOR O TREADMILL O ELLIPTICAL O VIDEO / OUTDOOR O PAVED O TRAIL				
TIME		DISTANCE		STEPS	
HEART RATE		CALORIES		WEATHER	
SHOES		OTHER			

WALKING LOG

FRIDAY						
WALK TYPE	O BRISK O CHI O MARATHON O NORDIC/POLE O POWER O RACE O STROLLER					
PLACE	INDOOR O TREADMILL O ELLIPTICAL O VIDEO / OUTDOOR O PAVED O TRAIL					
TIME		DISTANCE		STEPS		
HEART RATE		CALORIES		WEATHER		
SHOES		OTHER				

SATURDAY						
WALK TYPE	O BRISK O CHI O MARATHON O NORDIC/POLE O POWER O RACE O STROLLER					
PLACE	INDOOR O TREADMILL O ELLIPTICAL O VIDEO / OUTDOOR O PAVED O TRAIL					
TIME		DISTANCE		STEPS		
HEART RATE		CALORIES		WEATHER		
SHOES		OTHER				

SUNDAY						
WALK TYPE	O BRISK O CHI O MARATHON O NORDIC/POLE O POWER O RACE O STROLLER					
PLACE	INDOOR O TREADMILL O ELLIPTICAL O VIDEO / OUTDOOR O PAVED O TRAIL					
TIME		DISTANCE		STEPS		
HEART RATE		CALORIES		WEATHER		
SHOES		OTHER				

TOTAL DISTANCE		TOTAL STEPS		TOTAL TIME		TOTAL CALORIES	

NOTES

WALKING LOG

MONTH		MONTHLY GOAL	
WEEK #		WEEK GOAL	
DATES		_____ / _____ / _____ TO _____ / _____ / _____	

MONDAY					
WALK TYPE	O BRISK O CHI O MARATHON O NORDIC/POLE O POWER O RACE O STROLLER				
PLACE	INDOOR O TREADMILL O ELLIPTICAL O VIDEO / OUTDOOR O PAVED O TRAIL				
TIME		DISTANCE		STEPS	
HEART RATE		CALORIES		WEATHER	
SHOES		OTHER			

TUESDAY					
WALK TYPE	O BRISK O CHI O MARATHON O NORDIC/POLE O POWER O RACE O STROLLER				
PLACE	INDOOR O TREADMILL O ELLIPTICAL O VIDEO / OUTDOOR O PAVED O TRAIL				
TIME		DISTANCE		STEPS	
HEART RATE		CALORIES		WEATHER	
SHOES		OTHER			

WEDNESDAY					
WALK TYPE	O BRISK O CHI O MARATHON O NORDIC/POLE O POWER O RACE O STROLLER				
PLACE	INDOOR O TREADMILL O ELLIPTICAL O VIDEO / OUTDOOR O PAVED O TRAIL				
TIME		DISTANCE		STEPS	
HEART RATE		CALORIES		WEATHER	
SHOES		OTHER			

THURSDAY					
WALK TYPE	O BRISK O CHI O MARATHON O NORDIC/POLE O POWER O RACE O STROLLER				
PLACE	INDOOR O TREADMILL O ELLIPTICAL O VIDEO / OUTDOOR O PAVED O TRAIL				
TIME		DISTANCE		STEPS	
HEART RATE		CALORIES		WEATHER	
SHOES		OTHER			

WALKING LOG

FRIDAY

WALK TYPE	O BRISK O CHI O MARATHON O NORDIC/POLE O POWER O RACE O STROLLER				
PLACE	INDOOR O TREADMILL O ELLIPTICAL O VIDEO / OUTDOOR O PAVED O TRAIL				
TIME		DISTANCE		STEPS	
HEART RATE		CALORIES		WEATHER	
SHOES		OTHER			

SATURDAY

WALK TYPE	O BRISK O CHI O MARATHON O NORDIC/POLE O POWER O RACE O STROLLER				
PLACE	INDOOR O TREADMILL O ELLIPTICAL O VIDEO / OUTDOOR O PAVED O TRAIL				
TIME		DISTANCE		STEPS	
HEART RATE		CALORIES		WEATHER	
SHOES		OTHER			

SUNDAY

WALK TYPE	O BRISK O CHI O MARATHON O NORDIC/POLE O POWER O RACE O STROLLER				
PLACE	INDOOR O TREADMILL O ELLIPTICAL O VIDEO / OUTDOOR O PAVED O TRAIL				
TIME		DISTANCE		STEPS	
HEART RATE		CALORIES		WEATHER	
SHOES		OTHER			

TOTAL DISTANCE		TOTAL STEPS		TOTAL TIME		TOTAL CALORIES	

NOTES

WALKING LOG

MONTH		MONTHLY GOAL	
WEEK #		WEEK GOAL	
DATES	_____ / _____ / _____ TO _____ / _____ / _____		

MONDAY

WALK TYPE	O BRISK O CHI O MARATHON O NORDIC/POLE O POWER O RACE O STROLLER				
PLACE	INDOOR O TREADMILL O ELLIPTICAL O VIDEO / OUTDOOR O PAVED O TRAIL				
TIME		DISTANCE		STEPS	
HEART RATE		CALORIES		WEATHER	
SHOES		OTHER			

TUESDAY

WALK TYPE	O BRISK O CHI O MARATHON O NORDIC/POLE O POWER O RACE O STROLLER				
PLACE	INDOOR O TREADMILL O ELLIPTICAL O VIDEO / OUTDOOR O PAVED O TRAIL				
TIME		DISTANCE		STEPS	
HEART RATE		CALORIES		WEATHER	
SHOES		OTHER			

WEDNESDAY

WALK TYPE	O BRISK O CHI O MARATHON O NORDIC/POLE O POWER O RACE O STROLLER				
PLACE	INDOOR O TREADMILL O ELLIPTICAL O VIDEO / OUTDOOR O PAVED O TRAIL				
TIME		DISTANCE		STEPS	
HEART RATE		CALORIES		WEATHER	
SHOES		OTHER			

THURSDAY

WALK TYPE	O BRISK O CHI O MARATHON O NORDIC/POLE O POWER O RACE O STROLLER				
PLACE	INDOOR O TREADMILL O ELLIPTICAL O VIDEO / OUTDOOR O PAVED O TRAIL				
TIME		DISTANCE		STEPS	
HEART RATE		CALORIES		WEATHER	
SHOES		OTHER			

WALKING LOG

FRIDAY

WALK TYPE	O BRISK O CHI O MARATHON O NORDIC/POLE O POWER O RACE O STROLLER					
PLACE	INDOOR O TREADMILL O ELLIPTICAL O VIDEO / OUTDOOR O PAVED O TRAIL					
TIME		DISTANCE		STEPS		
HEART RATE		CALORIES		WEATHER		
SHOES		OTHER				

SATURDAY

WALK TYPE	O BRISK O CHI O MARATHON O NORDIC/POLE O POWER O RACE O STROLLER					
PLACE	INDOOR O TREADMILL O ELLIPTICAL O VIDEO / OUTDOOR O PAVED O TRAIL					
TIME		DISTANCE		STEPS		
HEART RATE		CALORIES		WEATHER		
SHOES		OTHER				

SUNDAY

WALK TYPE	O BRISK O CHI O MARATHON O NORDIC/POLE O POWER O RACE O STROLLER					
PLACE	INDOOR O TREADMILL O ELLIPTICAL O VIDEO / OUTDOOR O PAVED O TRAIL					
TIME		DISTANCE		STEPS		
HEART RATE		CALORIES		WEATHER		
SHOES		OTHER				

TOTAL DISTANCE		TOTAL STEPS		TOTAL TIME		TOTAL CALORIES	
NOTES							

WALKING LOG

MONTH		MONTHLY GOAL	
WEEK #		WEEK GOAL	
DATES		____ / ____ / ____ TO ____ / ____ / ____	

MONDAY

WALK TYPE	O BRISK O CHI O MARATHON O NORDIC/POLE O POWER O RACE O STROLLER				
PLACE	INDOOR O TREADMILL O ELLIPTICAL O VIDEO / OUTDOOR O PAVED O TRAIL				
TIME		DISTANCE		STEPS	
HEART RATE		CALORIES		WEATHER	
SHOES		OTHER			

TUESDAY

WALK TYPE	O BRISK O CHI O MARATHON O NORDIC/POLE O POWER O RACE O STROLLER				
PLACE	INDOOR O TREADMILL O ELLIPTICAL O VIDEO / OUTDOOR O PAVED O TRAIL				
TIME		DISTANCE		STEPS	
HEART RATE		CALORIES		WEATHER	
SHOES		OTHER			

WEDNESDAY

WALK TYPE	O BRISK O CHI O MARATHON O NORDIC/POLE O POWER O RACE O STROLLER				
PLACE	INDOOR O TREADMILL O ELLIPTICAL O VIDEO / OUTDOOR O PAVED O TRAIL				
TIME		DISTANCE		STEPS	
HEART RATE		CALORIES		WEATHER	
SHOES		OTHER			

THURSDAY

WALK TYPE	O BRISK O CHI O MARATHON O NORDIC/POLE O POWER O RACE O STROLLER				
PLACE	INDOOR O TREADMILL O ELLIPTICAL O VIDEO / OUTDOOR O PAVED O TRAIL				
TIME		DISTANCE		STEPS	
HEART RATE		CALORIES		WEATHER	
SHOES		OTHER			

WALKING LOG

FRIDAY

WALK TYPE	O BRISK O CHI O MARATHON O NORDIC/POLE O POWER O RACE O STROLLER					
PLACE	INDOOR O TREADMILL O ELLIPTICAL O VIDEO / OUTDOOR O PAVED O TRAIL					
TIME		DISTANCE		STEPS		
HEART RATE		CALORIES		WEATHER		
SHOES		OTHER				

SATURDAY

WALK TYPE	O BRISK O CHI O MARATHON O NORDIC/POLE O POWER O RACE O STROLLER					
PLACE	INDOOR O TREADMILL O ELLIPTICAL O VIDEO / OUTDOOR O PAVED O TRAIL					
TIME		DISTANCE		STEPS		
HEART RATE		CALORIES		WEATHER		
SHOES		OTHER				

SUNDAY

WALK TYPE	O BRISK O CHI O MARATHON O NORDIC/POLE O POWER O RACE O STROLLER					
PLACE	INDOOR O TREADMILL O ELLIPTICAL O VIDEO / OUTDOOR O PAVED O TRAIL					
TIME		DISTANCE		STEPS		
HEART RATE		CALORIES		WEATHER		
SHOES		OTHER				

TOTAL DISTANCE		TOTAL STEPS		TOTAL TIME		TOTAL CALORIES	

NOTES

WALKING LOG

MONTH		MONTHLY GOAL	
WEEK #		WEEK GOAL	
DATES	_____ / _____ / _____ TO _____ / _____ / _____		

MONDAY

WALK TYPE	O BRISK O CHI O MARATHON O NORDIC/POLE O POWER O RACE O STROLLER				
PLACE	INDOOR O TREADMILL O ELLIPTICAL O VIDEO / OUTDOOR O PAVED O TRAIL				
TIME		DISTANCE		STEPS	
HEART RATE		CALORIES		WEATHER	
SHOES		OTHER			

TUESDAY

WALK TYPE	O BRISK O CHI O MARATHON O NORDIC/POLE O POWER O RACE O STROLLER				
PLACE	INDOOR O TREADMILL O ELLIPTICAL O VIDEO / OUTDOOR O PAVED O TRAIL				
TIME		DISTANCE		STEPS	
HEART RATE		CALORIES		WEATHER	
SHOES		OTHER			

WEDNESDAY

WALK TYPE	O BRISK O CHI O MARATHON O NORDIC/POLE O POWER O RACE O STROLLER				
PLACE	INDOOR O TREADMILL O ELLIPTICAL O VIDEO / OUTDOOR O PAVED O TRAIL				
TIME		DISTANCE		STEPS	
HEART RATE		CALORIES		WEATHER	
SHOES		OTHER			

THURSDAY

WALK TYPE	O BRISK O CHI O MARATHON O NORDIC/POLE O POWER O RACE O STROLLER				
PLACE	INDOOR O TREADMILL O ELLIPTICAL O VIDEO / OUTDOOR O PAVED O TRAIL				
TIME		DISTANCE		STEPS	
HEART RATE		CALORIES		WEATHER	
SHOES		OTHER			

WALKING LOG

FRIDAY					
WALK TYPE	O BRISK O CHI O MARATHON O NORDIC/POLE O POWER O RACE O STROLLER				
PLACE	INDOOR O TREADMILL O ELLIPTICAL O VIDEO / OUTDOOR O PAVED O TRAIL				
TIME		DISTANCE		STEPS	
HEART RATE		CALORIES		WEATHER	
SHOES		OTHER			

SATURDAY					
WALK TYPE	O BRISK O CHI O MARATHON O NORDIC/POLE O POWER O RACE O STROLLER				
PLACE	INDOOR O TREADMILL O ELLIPTICAL O VIDEO / OUTDOOR O PAVED O TRAIL				
TIME		DISTANCE		STEPS	
HEART RATE		CALORIES		WEATHER	
SHOES		OTHER			

SUNDAY					
WALK TYPE	O BRISK O CHI O MARATHON O NORDIC/POLE O POWER O RACE O STROLLER				
PLACE	INDOOR O TREADMILL O ELLIPTICAL O VIDEO / OUTDOOR O PAVED O TRAIL				
TIME		DISTANCE		STEPS	
HEART RATE		CALORIES		WEATHER	
SHOES		OTHER			

TOTAL DISTANCE		TOTAL STEPS		TOTAL TIME		TOTAL CALORIES	
NOTES							

WALKING LOG

MONTH		MONTHLY GOAL	
WEEK #		WEEK GOAL	
DATES	_____ / _____ / _____ TO _____ / _____ / _____		

MONDAY

WALK TYPE	O BRISK O CHI O MARATHON O NORDIC/POLE O POWER O RACE O STROLLER				
PLACE	INDOOR O TREADMILL O ELLIPTICAL O VIDEO / OUTDOOR O PAVED O TRAIL				
TIME		DISTANCE		STEPS	
HEART RATE		CALORIES		WEATHER	
SHOES		OTHER			

TUESDAY

WALK TYPE	O BRISK O CHI O MARATHON O NORDIC/POLE O POWER O RACE O STROLLER				
PLACE	INDOOR O TREADMILL O ELLIPTICAL O VIDEO / OUTDOOR O PAVED O TRAIL				
TIME		DISTANCE		STEPS	
HEART RATE		CALORIES		WEATHER	
SHOES		OTHER			

WEDNESDAY

WALK TYPE	O BRISK O CHI O MARATHON O NORDIC/POLE O POWER O RACE O STROLLER				
PLACE	INDOOR O TREADMILL O ELLIPTICAL O VIDEO / OUTDOOR O PAVED O TRAIL				
TIME		DISTANCE		STEPS	
HEART RATE		CALORIES		WEATHER	
SHOES		OTHER			

THURSDAY

WALK TYPE	O BRISK O CHI O MARATHON O NORDIC/POLE O POWER O RACE O STROLLER				
PLACE	INDOOR O TREADMILL O ELLIPTICAL O VIDEO / OUTDOOR O PAVED O TRAIL				
TIME		DISTANCE		STEPS	
HEART RATE		CALORIES		WEATHER	
SHOES		OTHER			

WALKING LOG

FRIDAY					
WALK TYPE	O BRISK O CHI O MARATHON O NORDIC/POLE O POWER O RACE O STROLLER				
PLACE	INDOOR O TREADMILL O ELLIPTICAL O VIDEO / OUTDOOR O PAVED O TRAIL				
TIME		DISTANCE		STEPS	
HEART RATE		CALORIES		WEATHER	
SHOES		OTHER			

SATURDAY					
WALK TYPE	O BRISK O CHI O MARATHON O NORDIC/POLE O POWER O RACE O STROLLER				
PLACE	INDOOR O TREADMILL O ELLIPTICAL O VIDEO / OUTDOOR O PAVED O TRAIL				
TIME		DISTANCE		STEPS	
HEART RATE		CALORIES		WEATHER	
SHOES		OTHER			

SUNDAY					
WALK TYPE	O BRISK O CHI O MARATHON O NORDIC/POLE O POWER O RACE O STROLLER				
PLACE	INDOOR O TREADMILL O ELLIPTICAL O VIDEO / OUTDOOR O PAVED O TRAIL				
TIME		DISTANCE		STEPS	
HEART RATE		CALORIES		WEATHER	
SHOES		OTHER			

TOTAL DISTANCE		TOTAL STEPS		TOTAL TIME		TOTAL CALORIES	
NOTES							

WALKING LOG

MONTH		MONTHLY GOAL	
WEEK #		WEEK GOAL	
DATES	_____ / _____ / _____ TO _____ / _____ / _____		

MONDAY

WALK TYPE	O BRISK O CHI O MARATHON O NORDIC/POLE O POWER O RACE O STROLLER				
PLACE	INDOOR O TREADMILL O ELLIPTICAL O VIDEO / OUTDOOR O PAVED O TRAIL				
TIME		DISTANCE		STEPS	
HEART RATE		CALORIES		WEATHER	
SHOES		OTHER			

TUESDAY

WALK TYPE	O BRISK O CHI O MARATHON O NORDIC/POLE O POWER O RACE O STROLLER				
PLACE	INDOOR O TREADMILL O ELLIPTICAL O VIDEO / OUTDOOR O PAVED O TRAIL				
TIME		DISTANCE		STEPS	
HEART RATE		CALORIES		WEATHER	
SHOES		OTHER			

WEDNESDAY

WALK TYPE	O BRISK O CHI O MARATHON O NORDIC/POLE O POWER O RACE O STROLLER				
PLACE	INDOOR O TREADMILL O ELLIPTICAL O VIDEO / OUTDOOR O PAVED O TRAIL				
TIME		DISTANCE		STEPS	
HEART RATE		CALORIES		WEATHER	
SHOES		OTHER			

THURSDAY

WALK TYPE	O BRISK O CHI O MARATHON O NORDIC/POLE O POWER O RACE O STROLLER				
PLACE	INDOOR O TREADMILL O ELLIPTICAL O VIDEO / OUTDOOR O PAVED O TRAIL				
TIME		DISTANCE		STEPS	
HEART RATE		CALORIES		WEATHER	
SHOES		OTHER			

WALKING LOG

FRIDAY

WALK TYPE	O BRISK O CHI O MARATHON O NORDIC/POLE O POWER O RACE O STROLLER
PLACE	INDOOR O TREADMILL O ELLIPTICAL O VIDEO / OUTDOOR O PAVED O TRAIL

TIME		DISTANCE		STEPS	
HEART RATE		CALORIES		WEATHER	
SHOES		OTHER			

SATURDAY

WALK TYPE	O BRISK O CHI O MARATHON O NORDIC/POLE O POWER O RACE O STROLLER
PLACE	INDOOR O TREADMILL O ELLIPTICAL O VIDEO / OUTDOOR O PAVED O TRAIL

TIME		DISTANCE		STEPS	
HEART RATE		CALORIES		WEATHER	
SHOES		OTHER			

SUNDAY

WALK TYPE	O BRISK O CHI O MARATHON O NORDIC/POLE O POWER O RACE O STROLLER
PLACE	INDOOR O TREADMILL O ELLIPTICAL O VIDEO / OUTDOOR O PAVED O TRAIL

TIME		DISTANCE		STEPS	
HEART RATE		CALORIES		WEATHER	
SHOES		OTHER			

TOTAL DISTANCE		TOTAL STEPS		TOTAL TIME		TOTAL CALORIES	

NOTES

WALKING LOG

MONTH		MONTHLY GOAL	
WEEK #		WEEK GOAL	
DATES	_____ / _____ / _____ TO _____ / _____ / _____		

MONDAY

WALK TYPE	O BRISK O CHI O MARATHON O NORDIC/POLE O POWER O RACE O STROLLER				
PLACE	INDOOR O TREADMILL O ELLIPTICAL O VIDEO / OUTDOOR O PAVED O TRAIL				
TIME		DISTANCE		STEPS	
HEART RATE		CALORIES		WEATHER	
SHOES		OTHER			

TUESDAY

WALK TYPE	O BRISK O CHI O MARATHON O NORDIC/POLE O POWER O RACE O STROLLER				
PLACE	INDOOR O TREADMILL O ELLIPTICAL O VIDEO / OUTDOOR O PAVED O TRAIL				
TIME		DISTANCE		STEPS	
HEART RATE		CALORIES		WEATHER	
SHOES		OTHER			

WEDNESDAY

WALK TYPE	O BRISK O CHI O MARATHON O NORDIC/POLE O POWER O RACE O STROLLER				
PLACE	INDOOR O TREADMILL O ELLIPTICAL O VIDEO / OUTDOOR O PAVED O TRAIL				
TIME		DISTANCE		STEPS	
HEART RATE		CALORIES		WEATHER	
SHOES		OTHER			

THURSDAY

WALK TYPE	O BRISK O CHI O MARATHON O NORDIC/POLE O POWER O RACE O STROLLER				
PLACE	INDOOR O TREADMILL O ELLIPTICAL O VIDEO / OUTDOOR O PAVED O TRAIL				
TIME		DISTANCE		STEPS	
HEART RATE		CALORIES		WEATHER	
SHOES		OTHER			

WALKING LOG

FRIDAY

WALK TYPE	O BRISK O CHI O MARATHON O NORDIC/POLE O POWER O RACE O STROLLER				
PLACE	INDOOR O TREADMILL O ELLIPTICAL O VIDEO / OUTDOOR O PAVED O TRAIL				
TIME		DISTANCE		STEPS	
HEART RATE		CALORIES		WEATHER	
SHOES		OTHER			

SATURDAY

WALK TYPE	O BRISK O CHI O MARATHON O NORDIC/POLE O POWER O RACE O STROLLER				
PLACE	INDOOR O TREADMILL O ELLIPTICAL O VIDEO / OUTDOOR O PAVED O TRAIL				
TIME		DISTANCE		STEPS	
HEART RATE		CALORIES		WEATHER	
SHOES		OTHER			

SUNDAY

WALK TYPE	O BRISK O CHI O MARATHON O NORDIC/POLE O POWER O RACE O STROLLER				
PLACE	INDOOR O TREADMILL O ELLIPTICAL O VIDEO / OUTDOOR O PAVED O TRAIL				
TIME		DISTANCE		STEPS	
HEART RATE		CALORIES		WEATHER	
SHOES		OTHER			

TOTAL DISTANCE		TOTAL STEPS		TOTAL TIME		TOTAL CALORIES	

NOTES

WALKING LOG

MONTH		MONTHLY GOAL	
WEEK #		WEEK GOAL	
DATES		_____ / _____ / _____ TO _____ / _____ / _____	

MONDAY

WALK TYPE	O BRISK O CHI O MARATHON O NORDIC/POLE O POWER O RACE O STROLLER				
PLACE	INDOOR O TREADMILL O ELLIPTICAL O VIDEO / OUTDOOR O PAVED O TRAIL				
TIME		DISTANCE		STEPS	
HEART RATE		CALORIES		WEATHER	
SHOES		OTHER			

TUESDAY

WALK TYPE	O BRISK O CHI O MARATHON O NORDIC/POLE O POWER O RACE O STROLLER				
PLACE	INDOOR O TREADMILL O ELLIPTICAL O VIDEO / OUTDOOR O PAVED O TRAIL				
TIME		DISTANCE		STEPS	
HEART RATE		CALORIES		WEATHER	
SHOES		OTHER			

WEDNESDAY

WALK TYPE	O BRISK O CHI O MARATHON O NORDIC/POLE O POWER O RACE O STROLLER				
PLACE	INDOOR O TREADMILL O ELLIPTICAL O VIDEO / OUTDOOR O PAVED O TRAIL				
TIME		DISTANCE		STEPS	
HEART RATE		CALORIES		WEATHER	
SHOES		OTHER			

THURSDAY

WALK TYPE	O BRISK O CHI O MARATHON O NORDIC/POLE O POWER O RACE O STROLLER				
PLACE	INDOOR O TREADMILL O ELLIPTICAL O VIDEO / OUTDOOR O PAVED O TRAIL				
TIME		DISTANCE		STEPS	
HEART RATE		CALORIES		WEATHER	
SHOES		OTHER			

WALKING LOG

FRIDAY					
WALK TYPE	○ BRISK ○ CHI ○ MARATHON ○ NORDIC/POLE ○ POWER ○ RACE ○ STROLLER				
PLACE	INDOOR ○ TREADMILL ○ ELLIPTICAL ○ VIDEO / OUTDOOR ○ PAVED ○ TRAIL				
TIME		DISTANCE		STEPS	
HEART RATE		CALORIES		WEATHER	
SHOES		OTHER			

SATURDAY					
WALK TYPE	○ BRISK ○ CHI ○ MARATHON ○ NORDIC/POLE ○ POWER ○ RACE ○ STROLLER				
PLACE	INDOOR ○ TREADMILL ○ ELLIPTICAL ○ VIDEO / OUTDOOR ○ PAVED ○ TRAIL				
TIME		DISTANCE		STEPS	
HEART RATE		CALORIES		WEATHER	
SHOES		OTHER			

SUNDAY					
WALK TYPE	○ BRISK ○ CHI ○ MARATHON ○ NORDIC/POLE ○ POWER ○ RACE ○ STROLLER				
PLACE	INDOOR ○ TREADMILL ○ ELLIPTICAL ○ VIDEO / OUTDOOR ○ PAVED ○ TRAIL				
TIME		DISTANCE		STEPS	
HEART RATE		CALORIES		WEATHER	
SHOES		OTHER			

TOTAL DISTANCE		TOTAL STEPS		TOTAL TIME		TOTAL CALORIES	
NOTES							

WALKING LOG

MONTH		MONTHLY GOAL	
WEEK #		WEEK GOAL	
DATES	_____ / _____ / _____ TO _____ / _____ / _____		

MONDAY

WALK TYPE	O BRISK O CHI O MARATHON O NORDIC/POLE O POWER O RACE O STROLLER				
PLACE	INDOOR O TREADMILL O ELLIPTICAL O VIDEO / OUTDOOR O PAVED O TRAIL				
TIME		DISTANCE		STEPS	
HEART RATE		CALORIES		WEATHER	
SHOES		OTHER			

TUESDAY

WALK TYPE	O BRISK O CHI O MARATHON O NORDIC/POLE O POWER O RACE O STROLLER				
PLACE	INDOOR O TREADMILL O ELLIPTICAL O VIDEO / OUTDOOR O PAVED O TRAIL				
TIME		DISTANCE		STEPS	
HEART RATE		CALORIES		WEATHER	
SHOES		OTHER			

WEDNESDAY

WALK TYPE	O BRISK O CHI O MARATHON O NORDIC/POLE O POWER O RACE O STROLLER				
PLACE	INDOOR O TREADMILL O ELLIPTICAL O VIDEO / OUTDOOR O PAVED O TRAIL				
TIME		DISTANCE		STEPS	
HEART RATE		CALORIES		WEATHER	
SHOES		OTHER			

THURSDAY

WALK TYPE	O BRISK O CHI O MARATHON O NORDIC/POLE O POWER O RACE O STROLLER				
PLACE	INDOOR O TREADMILL O ELLIPTICAL O VIDEO / OUTDOOR O PAVED O TRAIL				
TIME		DISTANCE		STEPS	
HEART RATE		CALORIES		WEATHER	
SHOES		OTHER			

WALKING LOG

FRIDAY

WALK TYPE	O BRISK O CHI O MARATHON O NORDIC/POLE O POWER O RACE O STROLLER
PLACE	INDOOR O TREADMILL O ELLIPTICAL O VIDEO / OUTDOOR O PAVED O TRAIL

TIME		DISTANCE		STEPS	
HEART RATE		CALORIES		WEATHER	
SHOES		OTHER			

SATURDAY

WALK TYPE	O BRISK O CHI O MARATHON O NORDIC/POLE O POWER O RACE O STROLLER
PLACE	INDOOR O TREADMILL O ELLIPTICAL O VIDEO / OUTDOOR O PAVED O TRAIL

TIME		DISTANCE		STEPS	
HEART RATE		CALORIES		WEATHER	
SHOES		OTHER			

SUNDAY

WALK TYPE	O BRISK O CHI O MARATHON O NORDIC/POLE O POWER O RACE O STROLLER
PLACE	INDOOR O TREADMILL O ELLIPTICAL O VIDEO / OUTDOOR O PAVED O TRAIL

TIME		DISTANCE		STEPS	
HEART RATE		CALORIES		WEATHER	
SHOES		OTHER			

TOTAL DISTANCE		TOTAL STEPS		TOTAL TIME		TOTAL CALORIES	

NOTES

WALKING LOG

MONTH		MONTHLY GOAL	
WEEK #		WEEK GOAL	
DATES	_____ / _____ / _____	TO	_____ / _____ / _____

MONDAY

WALK TYPE	O BRISK O CHI O MARATHON O NORDIC/POLE O POWER O RACE O STROLLER
PLACE	INDOOR O TREADMILL O ELLIPTICAL O VIDEO / OUTDOOR O PAVED O TRAIL

TIME		DISTANCE		STEPS	
HEART RATE		CALORIES		WEATHER	
SHOES		OTHER			

TUESDAY

WALK TYPE	O BRISK O CHI O MARATHON O NORDIC/POLE O POWER O RACE O STROLLER
PLACE	INDOOR O TREADMILL O ELLIPTICAL O VIDEO / OUTDOOR O PAVED O TRAIL

TIME		DISTANCE		STEPS	
HEART RATE		CALORIES		WEATHER	
SHOES		OTHER			

WEDNESDAY

WALK TYPE	O BRISK O CHI O MARATHON O NORDIC/POLE O POWER O RACE O STROLLER
PLACE	INDOOR O TREADMILL O ELLIPTICAL O VIDEO / OUTDOOR O PAVED O TRAIL

TIME		DISTANCE		STEPS	
HEART RATE		CALORIES		WEATHER	
SHOES		OTHER			

THURSDAY

WALK TYPE	O BRISK O CHI O MARATHON O NORDIC/POLE O POWER O RACE O STROLLER
PLACE	INDOOR O TREADMILL O ELLIPTICAL O VIDEO / OUTDOOR O PAVED O TRAIL

TIME		DISTANCE		STEPS	
HEART RATE		CALORIES		WEATHER	
SHOES		OTHER			

WALKING LOG

FRIDAY

WALK TYPE	O BRISK O CHI O MARATHON O NORDIC/POLE O POWER O RACE O STROLLER					
PLACE	INDOOR O TREADMILL O ELLIPTICAL O VIDEO / OUTDOOR O PAVED O TRAIL					
TIME		DISTANCE		STEPS		
HEART RATE		CALORIES		WEATHER		
SHOES		OTHER				

SATURDAY

WALK TYPE	O BRISK O CHI O MARATHON O NORDIC/POLE O POWER O RACE O STROLLER					
PLACE	INDOOR O TREADMILL O ELLIPTICAL O VIDEO / OUTDOOR O PAVED O TRAIL					
TIME		DISTANCE		STEPS		
HEART RATE		CALORIES		WEATHER		
SHOES		OTHER				

SUNDAY

WALK TYPE	O BRISK O CHI O MARATHON O NORDIC/POLE O POWER O RACE O STROLLER					
PLACE	INDOOR O TREADMILL O ELLIPTICAL O VIDEO / OUTDOOR O PAVED O TRAIL					
TIME		DISTANCE		STEPS		
HEART RATE		CALORIES		WEATHER		
SHOES		OTHER				

TOTAL DISTANCE		TOTAL STEPS		TOTAL TIME		TOTAL CALORIES	
NOTES							

WALKING LOG

MONTH		MONTHLY GOAL	
WEEK #		WEEK GOAL	
DATES	_____ / _____ / _____ TO		_____ / _____ / _____

MONDAY

WALK TYPE	O BRISK O CHI O MARATHON O NORDIC/POLE O POWER O RACE O STROLLER				
PLACE	INDOOR O TREADMILL O ELLIPTICAL O VIDEO / OUTDOOR O PAVED O TRAIL				
TIME		DISTANCE		STEPS	
HEART RATE		CALORIES		WEATHER	
SHOES		OTHER			

TUESDAY

WALK TYPE	O BRISK O CHI O MARATHON O NORDIC/POLE O POWER O RACE O STROLLER				
PLACE	INDOOR O TREADMILL O ELLIPTICAL O VIDEO / OUTDOOR O PAVED O TRAIL				
TIME		DISTANCE		STEPS	
HEART RATE		CALORIES		WEATHER	
SHOES		OTHER			

WEDNESDAY

WALK TYPE	O BRISK O CHI O MARATHON O NORDIC/POLE O POWER O RACE O STROLLER				
PLACE	INDOOR O TREADMILL O ELLIPTICAL O VIDEO / OUTDOOR O PAVED O TRAIL				
TIME		DISTANCE		STEPS	
HEART RATE		CALORIES		WEATHER	
SHOES		OTHER			

THURSDAY

WALK TYPE	O BRISK O CHI O MARATHON O NORDIC/POLE O POWER O RACE O STROLLER				
PLACE	INDOOR O TREADMILL O ELLIPTICAL O VIDEO / OUTDOOR O PAVED O TRAIL				
TIME		DISTANCE		STEPS	
HEART RATE		CALORIES		WEATHER	
SHOES		OTHER			

WALKING LOG

FRIDAY

WALK TYPE	O BRISK O CHI O MARATHON O NORDIC/POLE O POWER O RACE O STROLLER					
PLACE	INDOOR O TREADMILL O ELLIPTICAL O VIDEO / OUTDOOR O PAVED O TRAIL					
TIME		DISTANCE		STEPS	
HEART RATE		CALORIES		WEATHER	
SHOES		OTHER			

SATURDAY

WALK TYPE	O BRISK O CHI O MARATHON O NORDIC/POLE O POWER O RACE O STROLLER					
PLACE	INDOOR O TREADMILL O ELLIPTICAL O VIDEO / OUTDOOR O PAVED O TRAIL					
TIME		DISTANCE		STEPS	
HEART RATE		CALORIES		WEATHER	
SHOES		OTHER			

SUNDAY

WALK TYPE	O BRISK O CHI O MARATHON O NORDIC/POLE O POWER O RACE O STROLLER					
PLACE	INDOOR O TREADMILL O ELLIPTICAL O VIDEO / OUTDOOR O PAVED O TRAIL					
TIME		DISTANCE		STEPS	
HEART RATE		CALORIES		WEATHER	
SHOES		OTHER			

TOTAL DISTANCE		TOTAL STEPS		TOTAL TIME		TOTAL CALORIES	

NOTES

WALKING LOG

MONTH		MONTHLY GOAL	
WEEK #		WEEK GOAL	
DATES	_____ / _____ / _____ TO _____ / _____ / _____		

MONDAY

WALK TYPE	O BRISK O CHI O MARATHON O NORDIC/POLE O POWER O RACE O STROLLER				
PLACE	INDOOR O TREADMILL O ELLIPTICAL O VIDEO / OUTDOOR O PAVED O TRAIL				
TIME		DISTANCE		STEPS	
HEART RATE		CALORIES		WEATHER	
SHOES		OTHER			

TUESDAY

WALK TYPE	O BRISK O CHI O MARATHON O NORDIC/POLE O POWER O RACE O STROLLER				
PLACE	INDOOR O TREADMILL O ELLIPTICAL O VIDEO / OUTDOOR O PAVED O TRAIL				
TIME		DISTANCE		STEPS	
HEART RATE		CALORIES		WEATHER	
SHOES		OTHER			

WEDNESDAY

WALK TYPE	O BRISK O CHI O MARATHON O NORDIC/POLE O POWER O RACE O STROLLER				
PLACE	INDOOR O TREADMILL O ELLIPTICAL O VIDEO / OUTDOOR O PAVED O TRAIL				
TIME		DISTANCE		STEPS	
HEART RATE		CALORIES		WEATHER	
SHOES		OTHER			

THURSDAY

WALK TYPE	O BRISK O CHI O MARATHON O NORDIC/POLE O POWER O RACE O STROLLER				
PLACE	INDOOR O TREADMILL O ELLIPTICAL O VIDEO / OUTDOOR O PAVED O TRAIL				
TIME		DISTANCE		STEPS	
HEART RATE		CALORIES		WEATHER	
SHOES		OTHER			

WALKING LOG

FRIDAY

WALK TYPE	O BRISK O CHI O MARATHON O NORDIC/POLE O POWER O RACE O STROLLER					
PLACE	INDOOR O TREADMILL O ELLIPTICAL O VIDEO / OUTDOOR O PAVED O TRAIL					
TIME		DISTANCE		STEPS		
HEART RATE		CALORIES		WEATHER		
SHOES		OTHER				

SATURDAY

WALK TYPE	O BRISK O CHI O MARATHON O NORDIC/POLE O POWER O RACE O STROLLER					
PLACE	INDOOR O TREADMILL O ELLIPTICAL O VIDEO / OUTDOOR O PAVED O TRAIL					
TIME		DISTANCE		STEPS		
HEART RATE		CALORIES		WEATHER		
SHOES		OTHER				

SUNDAY

WALK TYPE	O BRISK O CHI O MARATHON O NORDIC/POLE O POWER O RACE O STROLLER					
PLACE	INDOOR O TREADMILL O ELLIPTICAL O VIDEO / OUTDOOR O PAVED O TRAIL					
TIME		DISTANCE		STEPS		
HEART RATE		CALORIES		WEATHER		
SHOES		OTHER				

TOTAL DISTANCE		TOTAL STEPS		TOTAL TIME		TOTAL CALORIES	

NOTES

WALKING LOG

MONTH		MONTHLY GOAL	
WEEK #		WEEK GOAL	
DATES	_____ / _____ / _____ TO _____ / _____ / _____		

MONDAY

WALK TYPE	O BRISK O CHI O MARATHON O NORDIC/POLE O POWER O RACE O STROLLER				
PLACE	INDOOR O TREADMILL O ELLIPTICAL O VIDEO / OUTDOOR O PAVED O TRAIL				
TIME		DISTANCE		STEPS	
HEART RATE		CALORIES		WEATHER	
SHOES		OTHER			

TUESDAY

WALK TYPE	O BRISK O CHI O MARATHON O NORDIC/POLE O POWER O RACE O STROLLER				
PLACE	INDOOR O TREADMILL O ELLIPTICAL O VIDEO / OUTDOOR O PAVED O TRAIL				
TIME		DISTANCE		STEPS	
HEART RATE		CALORIES		WEATHER	
SHOES		OTHER			

WEDNESDAY

WALK TYPE	O BRISK O CHI O MARATHON O NORDIC/POLE O POWER O RACE O STROLLER				
PLACE	INDOOR O TREADMILL O ELLIPTICAL O VIDEO / OUTDOOR O PAVED O TRAIL				
TIME		DISTANCE		STEPS	
HEART RATE		CALORIES		WEATHER	
SHOES		OTHER			

THURSDAY

WALK TYPE	O BRISK O CHI O MARATHON O NORDIC/POLE O POWER O RACE O STROLLER				
PLACE	INDOOR O TREADMILL O ELLIPTICAL O VIDEO / OUTDOOR O PAVED O TRAIL				
TIME		DISTANCE		STEPS	
HEART RATE		CALORIES		WEATHER	
SHOES		OTHER			

WALKING LOG

FRIDAY					
WALK TYPE	O BRISK O CHI O MARATHON O NORDIC/POLE O POWER O RACE O STROLLER				
PLACE	INDOOR O TREADMILL O ELLIPTICAL O VIDEO / OUTDOOR O PAVED O TRAIL				
TIME		DISTANCE		STEPS	
HEART RATE		CALORIES		WEATHER	
SHOES		OTHER			

SATURDAY					
WALK TYPE	O BRISK O CHI O MARATHON O NORDIC/POLE O POWER O RACE O STROLLER				
PLACE	INDOOR O TREADMILL O ELLIPTICAL O VIDEO / OUTDOOR O PAVED O TRAIL				
TIME		DISTANCE		STEPS	
HEART RATE		CALORIES		WEATHER	
SHOES		OTHER			

SUNDAY					
WALK TYPE	O BRISK O CHI O MARATHON O NORDIC/POLE O POWER O RACE O STROLLER				
PLACE	INDOOR O TREADMILL O ELLIPTICAL O VIDEO / OUTDOOR O PAVED O TRAIL				
TIME		DISTANCE		STEPS	
HEART RATE		CALORIES		WEATHER	
SHOES		OTHER			

TOTAL DISTANCE		TOTAL STEPS		TOTAL TIME		TOTAL CALORIES	
NOTES							

WALKING LOG

MONTH		MONTHLY GOAL	
WEEK #		WEEK GOAL	
DATES	_____ / _____ / _____ TO	_____ / _____ / _____	

MONDAY

WALK TYPE	O BRISK O CHI O MARATHON O NORDIC/POLE O POWER O RACE O STROLLER				
PLACE	INDOOR O TREADMILL O ELLIPTICAL O VIDEO / OUTDOOR O PAVED O TRAIL				
TIME		DISTANCE		STEPS	
HEART RATE		CALORIES		WEATHER	
SHOES		OTHER			

TUESDAY

WALK TYPE	O BRISK O CHI O MARATHON O NORDIC/POLE O POWER O RACE O STROLLER				
PLACE	INDOOR O TREADMILL O ELLIPTICAL O VIDEO / OUTDOOR O PAVED O TRAIL				
TIME		DISTANCE		STEPS	
HEART RATE		CALORIES		WEATHER	
SHOES		OTHER			

WEDNESDAY

WALK TYPE	O BRISK O CHI O MARATHON O NORDIC/POLE O POWER O RACE O STROLLER				
PLACE	INDOOR O TREADMILL O ELLIPTICAL O VIDEO / OUTDOOR O PAVED O TRAIL				
TIME		DISTANCE		STEPS	
HEART RATE		CALORIES		WEATHER	
SHOES		OTHER			

THURSDAY

WALK TYPE	O BRISK O CHI O MARATHON O NORDIC/POLE O POWER O RACE O STROLLER				
PLACE	INDOOR O TREADMILL O ELLIPTICAL O VIDEO / OUTDOOR O PAVED O TRAIL				
TIME		DISTANCE		STEPS	
HEART RATE		CALORIES		WEATHER	
SHOES		OTHER			

WALKING LOG

FRIDAY

WALK TYPE	O BRISK O CHI O MARATHON O NORDIC/POLE O POWER O RACE O STROLLER
PLACE	INDOOR O TREADMILL O ELLIPTICAL O VIDEO / OUTDOOR O PAVED O TRAIL

TIME		DISTANCE		STEPS	
HEART RATE		CALORIES		WEATHER	
SHOES		OTHER			

SATURDAY

WALK TYPE	O BRISK O CHI O MARATHON O NORDIC/POLE O POWER O RACE O STROLLER
PLACE	INDOOR O TREADMILL O ELLIPTICAL O VIDEO / OUTDOOR O PAVED O TRAIL

TIME		DISTANCE		STEPS	
HEART RATE		CALORIES		WEATHER	
SHOES		OTHER			

SUNDAY

WALK TYPE	O BRISK O CHI O MARATHON O NORDIC/POLE O POWER O RACE O STROLLER
PLACE	INDOOR O TREADMILL O ELLIPTICAL O VIDEO / OUTDOOR O PAVED O TRAIL

TIME		DISTANCE		STEPS	
HEART RATE		CALORIES		WEATHER	
SHOES		OTHER			

TOTAL DISTANCE		TOTAL STEPS		TOTAL TIME		TOTAL CALORIES	

NOTES

WALKING LOG

MONTH		MONTHLY GOAL	
WEEK #		WEEK GOAL	
DATES		_____ / _____ / _____ TO _____ / _____ / _____	

MONDAY					
WALK TYPE	O BRISK O CHI O MARATHON O NORDIC/POLE O POWER O RACE O STROLLER				
PLACE	INDOOR O TREADMILL O ELLIPTICAL O VIDEO / OUTDOOR O PAVED O TRAIL				
TIME		DISTANCE		STEPS	
HEART RATE		CALORIES		WEATHER	
SHOES		OTHER			

TUESDAY					
WALK TYPE	O BRISK O CHI O MARATHON O NORDIC/POLE O POWER O RACE O STROLLER				
PLACE	INDOOR O TREADMILL O ELLIPTICAL O VIDEO / OUTDOOR O PAVED O TRAIL				
TIME		DISTANCE		STEPS	
HEART RATE		CALORIES		WEATHER	
SHOES		OTHER			

WEDNESDAY					
WALK TYPE	O BRISK O CHI O MARATHON O NORDIC/POLE O POWER O RACE O STROLLER				
PLACE	INDOOR O TREADMILL O ELLIPTICAL O VIDEO / OUTDOOR O PAVED O TRAIL				
TIME		DISTANCE		STEPS	
HEART RATE		CALORIES		WEATHER	
SHOES		OTHER			

THURSDAY					
WALK TYPE	O BRISK O CHI O MARATHON O NORDIC/POLE O POWER O RACE O STROLLER				
PLACE	INDOOR O TREADMILL O ELLIPTICAL O VIDEO / OUTDOOR O PAVED O TRAIL				
TIME		DISTANCE		STEPS	
HEART RATE		CALORIES		WEATHER	
SHOES		OTHER			

WALKING LOG

FRIDAY

WALK TYPE	O BRISK O CHI O MARATHON O NORDIC/POLE O POWER O RACE O STROLLER					
PLACE	INDOOR O TREADMILL O ELLIPTICAL O VIDEO / OUTDOOR O PAVED O TRAIL					
TIME		DISTANCE		STEPS		
HEART RATE		CALORIES		WEATHER		
SHOES		OTHER				

SATURDAY

WALK TYPE	O BRISK O CHI O MARATHON O NORDIC/POLE O POWER O RACE O STROLLER					
PLACE	INDOOR O TREADMILL O ELLIPTICAL O VIDEO / OUTDOOR O PAVED O TRAIL					
TIME		DISTANCE		STEPS		
HEART RATE		CALORIES		WEATHER		
SHOES		OTHER				

SUNDAY

WALK TYPE	O BRISK O CHI O MARATHON O NORDIC/POLE O POWER O RACE O STROLLER					
PLACE	INDOOR O TREADMILL O ELLIPTICAL O VIDEO / OUTDOOR O PAVED O TRAIL					
TIME		DISTANCE		STEPS		
HEART RATE		CALORIES		WEATHER		
SHOES		OTHER				

TOTAL DISTANCE		TOTAL STEPS		TOTAL TIME		TOTAL CALORIES	

NOTES

WALKING LOG

MONTH		MONTHLY GOAL	
WEEK #		WEEK GOAL	
DATES		_____ / _____ / _____ TO _____ / _____ / _____	

MONDAY

WALK TYPE	O BRISK O CHI O MARATHON O NORDIC/POLE O POWER O RACE O STROLLER				
PLACE	INDOOR O TREADMILL O ELLIPTICAL O VIDEO / OUTDOOR O PAVED O TRAIL				
TIME		DISTANCE		STEPS	
HEART RATE		CALORIES		WEATHER	
SHOES		OTHER			

TUESDAY

WALK TYPE	O BRISK O CHI O MARATHON O NORDIC/POLE O POWER O RACE O STROLLER				
PLACE	INDOOR O TREADMILL O ELLIPTICAL O VIDEO / OUTDOOR O PAVED O TRAIL				
TIME		DISTANCE		STEPS	
HEART RATE		CALORIES		WEATHER	
SHOES		OTHER			

WEDNESDAY

WALK TYPE	O BRISK O CHI O MARATHON O NORDIC/POLE O POWER O RACE O STROLLER				
PLACE	INDOOR O TREADMILL O ELLIPTICAL O VIDEO / OUTDOOR O PAVED O TRAIL				
TIME		DISTANCE		STEPS	
HEART RATE		CALORIES		WEATHER	
SHOES		OTHER			

THURSDAY

WALK TYPE	O BRISK O CHI O MARATHON O NORDIC/POLE O POWER O RACE O STROLLER				
PLACE	INDOOR O TREADMILL O ELLIPTICAL O VIDEO / OUTDOOR O PAVED O TRAIL				
TIME		DISTANCE		STEPS	
HEART RATE		CALORIES		WEATHER	
SHOES		OTHER			

WALKING LOG

FRIDAY

WALK TYPE	O BRISK O CHI O MARATHON O NORDIC/POLE O POWER O RACE O STROLLER					
PLACE	INDOOR O TREADMILL O ELLIPTICAL O VIDEO / OUTDOOR O PAVED O TRAIL					
TIME		DISTANCE		STEPS		
HEART RATE		CALORIES		WEATHER		
SHOES		OTHER				

SATURDAY

WALK TYPE	O BRISK O CHI O MARATHON O NORDIC/POLE O POWER O RACE O STROLLER					
PLACE	INDOOR O TREADMILL O ELLIPTICAL O VIDEO / OUTDOOR O PAVED O TRAIL					
TIME		DISTANCE		STEPS		
HEART RATE		CALORIES		WEATHER		
SHOES		OTHER				

SUNDAY

WALK TYPE	O BRISK O CHI O MARATHON O NORDIC/POLE O POWER O RACE O STROLLER					
PLACE	INDOOR O TREADMILL O ELLIPTICAL O VIDEO / OUTDOOR O PAVED O TRAIL					
TIME		DISTANCE		STEPS		
HEART RATE		CALORIES		WEATHER		
SHOES		OTHER				

TOTAL DISTANCE		TOTAL STEPS		TOTAL TIME		TOTAL CALORIES	

NOTES

WALKING LOG

MONTH		MONTHLY GOAL	
WEEK #		WEEK GOAL	
DATES		_____ / _____ / _____ TO _____ / _____ / _____	

MONDAY

WALK TYPE	O BRISK O CHI O MARATHON O NORDIC/POLE O POWER O RACE O STROLLER				
PLACE	INDOOR O TREADMILL O ELLIPTICAL O VIDEO / OUTDOOR O PAVED O TRAIL				
TIME		DISTANCE		STEPS	
HEART RATE		CALORIES		WEATHER	
SHOES		OTHER			

TUESDAY

WALK TYPE	O BRISK O CHI O MARATHON O NORDIC/POLE O POWER O RACE O STROLLER				
PLACE	INDOOR O TREADMILL O ELLIPTICAL O VIDEO / OUTDOOR O PAVED O TRAIL				
TIME		DISTANCE		STEPS	
HEART RATE		CALORIES		WEATHER	
SHOES		OTHER			

WEDNESDAY

WALK TYPE	O BRISK O CHI O MARATHON O NORDIC/POLE O POWER O RACE O STROLLER				
PLACE	INDOOR O TREADMILL O ELLIPTICAL O VIDEO / OUTDOOR O PAVED O TRAIL				
TIME		DISTANCE		STEPS	
HEART RATE		CALORIES		WEATHER	
SHOES		OTHER			

THURSDAY

WALK TYPE	O BRISK O CHI O MARATHON O NORDIC/POLE O POWER O RACE O STROLLER				
PLACE	INDOOR O TREADMILL O ELLIPTICAL O VIDEO / OUTDOOR O PAVED O TRAIL				
TIME		DISTANCE		STEPS	
HEART RATE		CALORIES		WEATHER	
SHOES		OTHER			

WALKING LOG

FRIDAY

WALK TYPE	O BRISK O CHI O MARATHON O NORDIC/POLE O POWER O RACE O STROLLER
PLACE	INDOOR O TREADMILL O ELLIPTICAL O VIDEO / OUTDOOR O PAVED O TRAIL

TIME		DISTANCE		STEPS	
HEART RATE		CALORIES		WEATHER	
SHOES		OTHER			

SATURDAY

WALK TYPE	O BRISK O CHI O MARATHON O NORDIC/POLE O POWER O RACE O STROLLER
PLACE	INDOOR O TREADMILL O ELLIPTICAL O VIDEO / OUTDOOR O PAVED O TRAIL

TIME		DISTANCE		STEPS	
HEART RATE		CALORIES		WEATHER	
SHOES		OTHER			

SUNDAY

WALK TYPE	O BRISK O CHI O MARATHON O NORDIC/POLE O POWER O RACE O STROLLER
PLACE	INDOOR O TREADMILL O ELLIPTICAL O VIDEO / OUTDOOR O PAVED O TRAIL

TIME		DISTANCE		STEPS	
HEART RATE		CALORIES		WEATHER	
SHOES		OTHER			

TOTAL DISTANCE		TOTAL STEPS		TOTAL TIME		TOTAL CALORIES	
NOTES							

WALKING LOG

MONTH		MONTHLY GOAL	
WEEK #		WEEK GOAL	
DATES	_____ / _____ / _____ TO _____ / _____ / _____		

MONDAY

WALK TYPE	O BRISK O CHI O MARATHON O NORDIC/POLE O POWER O RACE O STROLLER				
PLACE	INDOOR O TREADMILL O ELLIPTICAL O VIDEO / OUTDOOR O PAVED O TRAIL				
TIME		DISTANCE		STEPS	
HEART RATE		CALORIES		WEATHER	
SHOES		OTHER			

TUESDAY

WALK TYPE	O BRISK O CHI O MARATHON O NORDIC/POLE O POWER O RACE O STROLLER				
PLACE	INDOOR O TREADMILL O ELLIPTICAL O VIDEO / OUTDOOR O PAVED O TRAIL				
TIME		DISTANCE		STEPS	
HEART RATE		CALORIES		WEATHER	
SHOES		OTHER			

WEDNESDAY

WALK TYPE	O BRISK O CHI O MARATHON O NORDIC/POLE O POWER O RACE O STROLLER				
PLACE	INDOOR O TREADMILL O ELLIPTICAL O VIDEO / OUTDOOR O PAVED O TRAIL				
TIME		DISTANCE		STEPS	
HEART RATE		CALORIES		WEATHER	
SHOES		OTHER			

THURSDAY

WALK TYPE	O BRISK O CHI O MARATHON O NORDIC/POLE O POWER O RACE O STROLLER				
PLACE	INDOOR O TREADMILL O ELLIPTICAL O VIDEO / OUTDOOR O PAVED O TRAIL				
TIME		DISTANCE		STEPS	
HEART RATE		CALORIES		WEATHER	
SHOES		OTHER			

WALKING LOG

FRIDAY

WALK TYPE	O BRISK O CHI O MARATHON O NORDIC/POLE O POWER O RACE O STROLLER					
PLACE	INDOOR O TREADMILL O ELLIPTICAL O VIDEO / OUTDOOR O PAVED O TRAIL					
TIME		DISTANCE		STEPS	
HEART RATE		CALORIES		WEATHER	
SHOES		OTHER			

SATURDAY

WALK TYPE	O BRISK O CHI O MARATHON O NORDIC/POLE O POWER O RACE O STROLLER					
PLACE	INDOOR O TREADMILL O ELLIPTICAL O VIDEO / OUTDOOR O PAVED O TRAIL					
TIME		DISTANCE		STEPS	
HEART RATE		CALORIES		WEATHER	
SHOES		OTHER			

SUNDAY

WALK TYPE	O BRISK O CHI O MARATHON O NORDIC/POLE O POWER O RACE O STROLLER					
PLACE	INDOOR O TREADMILL O ELLIPTICAL O VIDEO / OUTDOOR O PAVED O TRAIL					
TIME		DISTANCE		STEPS	
HEART RATE		CALORIES		WEATHER	
SHOES		OTHER			

TOTAL DISTANCE		TOTAL STEPS		TOTAL TIME		TOTAL CALORIES	

NOTES

WALKING LOG

MONTH		MONTHLY GOAL	
WEEK #		WEEK GOAL	
DATES	_____ / _____ / _____ TO _____ / _____ / _____		

MONDAY

WALK TYPE	O BRISK O CHI O MARATHON O NORDIC/POLE O POWER O RACE O STROLLER				
PLACE	INDOOR O TREADMILL O ELLIPTICAL O VIDEO / OUTDOOR O PAVED O TRAIL				
TIME		DISTANCE		STEPS	
HEART RATE		CALORIES		WEATHER	
SHOES		OTHER			

TUESDAY

WALK TYPE	O BRISK O CHI O MARATHON O NORDIC/POLE O POWER O RACE O STROLLER				
PLACE	INDOOR O TREADMILL O ELLIPTICAL O VIDEO / OUTDOOR O PAVED O TRAIL				
TIME		DISTANCE		STEPS	
HEART RATE		CALORIES		WEATHER	
SHOES		OTHER			

WEDNESDAY

WALK TYPE	O BRISK O CHI O MARATHON O NORDIC/POLE O POWER O RACE O STROLLER				
PLACE	INDOOR O TREADMILL O ELLIPTICAL O VIDEO / OUTDOOR O PAVED O TRAIL				
TIME		DISTANCE		STEPS	
HEART RATE		CALORIES		WEATHER	
SHOES		OTHER			

THURSDAY

WALK TYPE	O BRISK O CHI O MARATHON O NORDIC/POLE O POWER O RACE O STROLLER				
PLACE	INDOOR O TREADMILL O ELLIPTICAL O VIDEO / OUTDOOR O PAVED O TRAIL				
TIME		DISTANCE		STEPS	
HEART RATE		CALORIES		WEATHER	
SHOES		OTHER			

WALKING LOG

FRIDAY

WALK TYPE	O BRISK O CHI O MARATHON O NORDIC/POLE O POWER O RACE O STROLLER					
PLACE	INDOOR O TREADMILL O ELLIPTICAL O VIDEO / OUTDOOR O PAVED O TRAIL					
TIME		DISTANCE		STEPS		
HEART RATE		CALORIES		WEATHER		
SHOES		OTHER				

SATURDAY

WALK TYPE	O BRISK O CHI O MARATHON O NORDIC/POLE O POWER O RACE O STROLLER					
PLACE	INDOOR O TREADMILL O ELLIPTICAL O VIDEO / OUTDOOR O PAVED O TRAIL					
TIME		DISTANCE		STEPS		
HEART RATE		CALORIES		WEATHER		
SHOES		OTHER				

SUNDAY

WALK TYPE	O BRISK O CHI O MARATHON O NORDIC/POLE O POWER O RACE O STROLLER					
PLACE	INDOOR O TREADMILL O ELLIPTICAL O VIDEO / OUTDOOR O PAVED O TRAIL					
TIME		DISTANCE		STEPS		
HEART RATE		CALORIES		WEATHER		
SHOES		OTHER				

TOTAL DISTANCE		TOTAL STEPS		TOTAL TIME		TOTAL CALORIES	
NOTES							

WALKING LOG

MONTH		MONTHLY GOAL	
WEEK #		WEEK GOAL	
DATES	_____ / _____ / _____ TO	_____ / _____ / _____	

MONDAY					
WALK TYPE	O BRISK O CHI O MARATHON O NORDIC/POLE O POWER O RACE O STROLLER				
PLACE	INDOOR O TREADMILL O ELLIPTICAL O VIDEO / OUTDOOR O PAVED O TRAIL				
TIME		DISTANCE		STEPS	
HEART RATE		CALORIES		WEATHER	
SHOES		OTHER			

TUESDAY					
WALK TYPE	O BRISK O CHI O MARATHON O NORDIC/POLE O POWER O RACE O STROLLER				
PLACE	INDOOR O TREADMILL O ELLIPTICAL O VIDEO / OUTDOOR O PAVED O TRAIL				
TIME		DISTANCE		STEPS	
HEART RATE		CALORIES		WEATHER	
SHOES		OTHER			

WEDNESDAY					
WALK TYPE	O BRISK O CHI O MARATHON O NORDIC/POLE O POWER O RACE O STROLLER				
PLACE	INDOOR O TREADMILL O ELLIPTICAL O VIDEO / OUTDOOR O PAVED O TRAIL				
TIME		DISTANCE		STEPS	
HEART RATE		CALORIES		WEATHER	
SHOES		OTHER			

THURSDAY					
WALK TYPE	O BRISK O CHI O MARATHON O NORDIC/POLE O POWER O RACE O STROLLER				
PLACE	INDOOR O TREADMILL O ELLIPTICAL O VIDEO / OUTDOOR O PAVED O TRAIL				
TIME		DISTANCE		STEPS	
HEART RATE		CALORIES		WEATHER	
SHOES		OTHER			

WALKING LOG

FRIDAY

WALK TYPE	O BRISK O CHI O MARATHON O NORDIC/POLE O POWER O RACE O STROLLER
PLACE	INDOOR O TREADMILL O ELLIPTICAL O VIDEO / OUTDOOR O PAVED O TRAIL

TIME		DISTANCE		STEPS	
HEART RATE		CALORIES		WEATHER	
SHOES		OTHER			

SATURDAY

WALK TYPE	O BRISK O CHI O MARATHON O NORDIC/POLE O POWER O RACE O STROLLER
PLACE	INDOOR O TREADMILL O ELLIPTICAL O VIDEO / OUTDOOR O PAVED O TRAIL

TIME		DISTANCE		STEPS	
HEART RATE		CALORIES		WEATHER	
SHOES		OTHER			

SUNDAY

WALK TYPE	O BRISK O CHI O MARATHON O NORDIC/POLE O POWER O RACE O STROLLER
PLACE	INDOOR O TREADMILL O ELLIPTICAL O VIDEO / OUTDOOR O PAVED O TRAIL

TIME		DISTANCE		STEPS	
HEART RATE		CALORIES		WEATHER	
SHOES		OTHER			

TOTAL DISTANCE		TOTAL STEPS		TOTAL TIME		TOTAL CALORIES	

NOTES

WALKING LOG

MONTH		MONTHLY GOAL	
WEEK #		WEEK GOAL	
DATES	_____ / _____ / _____ TO	_____ / _____ / _____	

MONDAY					
WALK TYPE	O BRISK O CHI O MARATHON O NORDIC/POLE O POWER O RACE O STROLLER				
PLACE	INDOOR O TREADMILL O ELLIPTICAL O VIDEO / OUTDOOR O PAVED O TRAIL				
TIME		DISTANCE		STEPS	
HEART RATE		CALORIES		WEATHER	
SHOES		OTHER			

TUESDAY					
WALK TYPE	O BRISK O CHI O MARATHON O NORDIC/POLE O POWER O RACE O STROLLER				
PLACE	INDOOR O TREADMILL O ELLIPTICAL O VIDEO / OUTDOOR O PAVED O TRAIL				
TIME		DISTANCE		STEPS	
HEART RATE		CALORIES		WEATHER	
SHOES		OTHER			

WEDNESDAY					
WALK TYPE	O BRISK O CHI O MARATHON O NORDIC/POLE O POWER O RACE O STROLLER				
PLACE	INDOOR O TREADMILL O ELLIPTICAL O VIDEO / OUTDOOR O PAVED O TRAIL				
TIME		DISTANCE		STEPS	
HEART RATE		CALORIES		WEATHER	
SHOES		OTHER			

THURSDAY					
WALK TYPE	O BRISK O CHI O MARATHON O NORDIC/POLE O POWER O RACE O STROLLER				
PLACE	INDOOR O TREADMILL O ELLIPTICAL O VIDEO / OUTDOOR O PAVED O TRAIL				
TIME		DISTANCE		STEPS	
HEART RATE		CALORIES		WEATHER	
SHOES		OTHER			

WALKING LOG

FRIDAY

WALK TYPE	O BRISK O CHI O MARATHON O NORDIC/POLE O POWER O RACE O STROLLER					
PLACE	INDOOR O TREADMILL O ELLIPTICAL O VIDEO / OUTDOOR O PAVED O TRAIL					
TIME		DISTANCE		STEPS	
HEART RATE		CALORIES		WEATHER	
SHOES		OTHER			

SATURDAY

WALK TYPE	O BRISK O CHI O MARATHON O NORDIC/POLE O POWER O RACE O STROLLER					
PLACE	INDOOR O TREADMILL O ELLIPTICAL O VIDEO / OUTDOOR O PAVED O TRAIL					
TIME		DISTANCE		STEPS	
HEART RATE		CALORIES		WEATHER	
SHOES		OTHER			

SUNDAY

WALK TYPE	O BRISK O CHI O MARATHON O NORDIC/POLE O POWER O RACE O STROLLER					
PLACE	INDOOR O TREADMILL O ELLIPTICAL O VIDEO / OUTDOOR O PAVED O TRAIL					
TIME		DISTANCE		STEPS	
HEART RATE		CALORIES		WEATHER	
SHOES		OTHER			

TOTAL DISTANCE		TOTAL STEPS		TOTAL TIME		TOTAL CALORIES	
NOTES							

WALKING LOG

MONTH		MONTHLY GOAL	
WEEK #		WEEK GOAL	
DATES	_____ / _____ / _____	TO	_____ / _____ / _____

MONDAY

WALK TYPE	O BRISK O CHI O MARATHON O NORDIC/POLE O POWER O RACE O STROLLER				
PLACE	INDOOR O TREADMILL O ELLIPTICAL O VIDEO / OUTDOOR O PAVED O TRAIL				
TIME		DISTANCE		STEPS	
HEART RATE		CALORIES		WEATHER	
SHOES		OTHER			

TUESDAY

WALK TYPE	O BRISK O CHI O MARATHON O NORDIC/POLE O POWER O RACE O STROLLER				
PLACE	INDOOR O TREADMILL O ELLIPTICAL O VIDEO / OUTDOOR O PAVED O TRAIL				
TIME		DISTANCE		STEPS	
HEART RATE		CALORIES		WEATHER	
SHOES		OTHER			

WEDNESDAY

WALK TYPE	O BRISK O CHI O MARATHON O NORDIC/POLE O POWER O RACE O STROLLER				
PLACE	INDOOR O TREADMILL O ELLIPTICAL O VIDEO / OUTDOOR O PAVED O TRAIL				
TIME		DISTANCE		STEPS	
HEART RATE		CALORIES		WEATHER	
SHOES		OTHER			

THURSDAY

WALK TYPE	O BRISK O CHI O MARATHON O NORDIC/POLE O POWER O RACE O STROLLER				
PLACE	INDOOR O TREADMILL O ELLIPTICAL O VIDEO / OUTDOOR O PAVED O TRAIL				
TIME		DISTANCE		STEPS	
HEART RATE		CALORIES		WEATHER	
SHOES		OTHER			

WALKING LOG

FRIDAY					
WALK TYPE	O BRISK O CHI O MARATHON O NORDIC/POLE O POWER O RACE O STROLLER				
PLACE	INDOOR O TREADMILL O ELLIPTICAL O VIDEO / OUTDOOR O PAVED O TRAIL				
TIME		DISTANCE		STEPS	
HEART RATE		CALORIES		WEATHER	
SHOES		OTHER			

SATURDAY					
WALK TYPE	O BRISK O CHI O MARATHON O NORDIC/POLE O POWER O RACE O STROLLER				
PLACE	INDOOR O TREADMILL O ELLIPTICAL O VIDEO / OUTDOOR O PAVED O TRAIL				
TIME		DISTANCE		STEPS	
HEART RATE		CALORIES		WEATHER	
SHOES		OTHER			

SUNDAY					
WALK TYPE	O BRISK O CHI O MARATHON O NORDIC/POLE O POWER O RACE O STROLLER				
PLACE	INDOOR O TREADMILL O ELLIPTICAL O VIDEO / OUTDOOR O PAVED O TRAIL				
TIME		DISTANCE		STEPS	
HEART RATE		CALORIES		WEATHER	
SHOES		OTHER			

TOTAL DISTANCE		TOTAL STEPS		TOTAL TIME		TOTAL CALORIES	
NOTES							

WALKING LOG

MONTH		MONTHLY GOAL	
WEEK #		WEEK GOAL	
DATES	___ / ___ / ___ TO ___ / ___ / ___		

MONDAY					
WALK TYPE	O BRISK O CHI O MARATHON O NORDIC/POLE O POWER O RACE O STROLLER				
PLACE	INDOOR O TREADMILL O ELLIPTICAL O VIDEO / OUTDOOR O PAVED O TRAIL				
TIME		DISTANCE		STEPS	
HEART RATE		CALORIES		WEATHER	
SHOES		OTHER			

TUESDAY					
WALK TYPE	O BRISK O CHI O MARATHON O NORDIC/POLE O POWER O RACE O STROLLER				
PLACE	INDOOR O TREADMILL O ELLIPTICAL O VIDEO / OUTDOOR O PAVED O TRAIL				
TIME		DISTANCE		STEPS	
HEART RATE		CALORIES		WEATHER	
SHOES		OTHER			

WEDNESDAY					
WALK TYPE	O BRISK O CHI O MARATHON O NORDIC/POLE O POWER O RACE O STROLLER				
PLACE	INDOOR O TREADMILL O ELLIPTICAL O VIDEO / OUTDOOR O PAVED O TRAIL				
TIME		DISTANCE		STEPS	
HEART RATE		CALORIES		WEATHER	
SHOES		OTHER			

THURSDAY					
WALK TYPE	O BRISK O CHI O MARATHON O NORDIC/POLE O POWER O RACE O STROLLER				
PLACE	INDOOR O TREADMILL O ELLIPTICAL O VIDEO / OUTDOOR O PAVED O TRAIL				
TIME		DISTANCE		STEPS	
HEART RATE		CALORIES		WEATHER	
SHOES		OTHER			

WALKING LOG

FRIDAY					
WALK TYPE	O BRISK O CHI O MARATHON O NORDIC/POLE O POWER O RACE O STROLLER				
PLACE	INDOOR O TREADMILL O ELLIPTICAL O VIDEO / OUTDOOR O PAVED O TRAIL				
TIME		DISTANCE		STEPS	
HEART RATE		CALORIES		WEATHER	
SHOES		OTHER			

SATURDAY					
WALK TYPE	O BRISK O CHI O MARATHON O NORDIC/POLE O POWER O RACE O STROLLER				
PLACE	INDOOR O TREADMILL O ELLIPTICAL O VIDEO / OUTDOOR O PAVED O TRAIL				
TIME		DISTANCE		STEPS	
HEART RATE		CALORIES		WEATHER	
SHOES		OTHER			

SUNDAY					
WALK TYPE	O BRISK O CHI O MARATHON O NORDIC/POLE O POWER O RACE O STROLLER				
PLACE	INDOOR O TREADMILL O ELLIPTICAL O VIDEO / OUTDOOR O PAVED O TRAIL				
TIME		DISTANCE		STEPS	
HEART RATE		CALORIES		WEATHER	
SHOES		OTHER			

TOTAL DISTANCE		TOTAL STEPS		TOTAL TIME		TOTAL CALORIES	
NOTES							

WALKING LOG

MONTH		MONTHLY GOAL	
WEEK #		WEEK GOAL	
DATES		_____ / _____ / _____ TO _____ / _____ / _____	

MONDAY

WALK TYPE	O BRISK O CHI O MARATHON O NORDIC/POLE O POWER O RACE O STROLLER				
PLACE	INDOOR O TREADMILL O ELLIPTICAL O VIDEO / OUTDOOR O PAVED O TRAIL				
TIME		DISTANCE		STEPS	
HEART RATE		CALORIES		WEATHER	
SHOES		OTHER			

TUESDAY

WALK TYPE	O BRISK O CHI O MARATHON O NORDIC/POLE O POWER O RACE O STROLLER				
PLACE	INDOOR O TREADMILL O ELLIPTICAL O VIDEO / OUTDOOR O PAVED O TRAIL				
TIME		DISTANCE		STEPS	
HEART RATE		CALORIES		WEATHER	
SHOES		OTHER			

WEDNESDAY

WALK TYPE	O BRISK O CHI O MARATHON O NORDIC/POLE O POWER O RACE O STROLLER				
PLACE	INDOOR O TREADMILL O ELLIPTICAL O VIDEO / OUTDOOR O PAVED O TRAIL				
TIME		DISTANCE		STEPS	
HEART RATE		CALORIES		WEATHER	
SHOES		OTHER			

THURSDAY

WALK TYPE	O BRISK O CHI O MARATHON O NORDIC/POLE O POWER O RACE O STROLLER				
PLACE	INDOOR O TREADMILL O ELLIPTICAL O VIDEO / OUTDOOR O PAVED O TRAIL				
TIME		DISTANCE		STEPS	
HEART RATE		CALORIES		WEATHER	
SHOES		OTHER			

WALKING LOG

FRIDAY

WALK TYPE	O BRISK O CHI O MARATHON O NORDIC/POLE O POWER O RACE O STROLLER				
PLACE	INDOOR O TREADMILL O ELLIPTICAL O VIDEO / OUTDOOR O PAVED O TRAIL				
TIME		DISTANCE		STEPS	
HEART RATE		CALORIES		WEATHER	
SHOES		OTHER			

SATURDAY

WALK TYPE	O BRISK O CHI O MARATHON O NORDIC/POLE O POWER O RACE O STROLLER				
PLACE	INDOOR O TREADMILL O ELLIPTICAL O VIDEO / OUTDOOR O PAVED O TRAIL				
TIME		DISTANCE		STEPS	
HEART RATE		CALORIES		WEATHER	
SHOES		OTHER			

SUNDAY

WALK TYPE	O BRISK O CHI O MARATHON O NORDIC/POLE O POWER O RACE O STROLLER				
PLACE	INDOOR O TREADMILL O ELLIPTICAL O VIDEO / OUTDOOR O PAVED O TRAIL				
TIME		DISTANCE		STEPS	
HEART RATE		CALORIES		WEATHER	
SHOES		OTHER			

TOTAL DISTANCE		TOTAL STEPS		TOTAL TIME		TOTAL CALORIES	

NOTES

WALKING LOG

MONTH		MONTHLY GOAL	
WEEK #		WEEK GOAL	
DATES	___ / ___ / ___ TO ___ / ___ / ___		

MONDAY

WALK TYPE	O BRISK O CHI O MARATHON O NORDIC/POLE O POWER O RACE O STROLLER				
PLACE	INDOOR O TREADMILL O ELLIPTICAL O VIDEO / OUTDOOR O PAVED O TRAIL				
TIME		DISTANCE		STEPS	
HEART RATE		CALORIES		WEATHER	
SHOES		OTHER			

TUESDAY

WALK TYPE	O BRISK O CHI O MARATHON O NORDIC/POLE O POWER O RACE O STROLLER				
PLACE	INDOOR O TREADMILL O ELLIPTICAL O VIDEO / OUTDOOR O PAVED O TRAIL				
TIME		DISTANCE		STEPS	
HEART RATE		CALORIES		WEATHER	
SHOES		OTHER			

WEDNESDAY

WALK TYPE	O BRISK O CHI O MARATHON O NORDIC/POLE O POWER O RACE O STROLLER				
PLACE	INDOOR O TREADMILL O ELLIPTICAL O VIDEO / OUTDOOR O PAVED O TRAIL				
TIME		DISTANCE		STEPS	
HEART RATE		CALORIES		WEATHER	
SHOES		OTHER			

THURSDAY

WALK TYPE	O BRISK O CHI O MARATHON O NORDIC/POLE O POWER O RACE O STROLLER				
PLACE	INDOOR O TREADMILL O ELLIPTICAL O VIDEO / OUTDOOR O PAVED O TRAIL				
TIME		DISTANCE		STEPS	
HEART RATE		CALORIES		WEATHER	
SHOES		OTHER			

WALKING LOG

FRIDAY

WALK TYPE	O BRISK O CHI O MARATHON O NORDIC/POLE O POWER O RACE O STROLLER					
PLACE	INDOOR O TREADMILL O ELLIPTICAL O VIDEO / OUTDOOR O PAVED O TRAIL					
TIME		DISTANCE		STEPS		
HEART RATE		CALORIES		WEATHER		
SHOES		OTHER				

SATURDAY

WALK TYPE	O BRISK O CHI O MARATHON O NORDIC/POLE O POWER O RACE O STROLLER					
PLACE	INDOOR O TREADMILL O ELLIPTICAL O VIDEO / OUTDOOR O PAVED O TRAIL					
TIME		DISTANCE		STEPS		
HEART RATE		CALORIES		WEATHER		
SHOES		OTHER				

SUNDAY

WALK TYPE	O BRISK O CHI O MARATHON O NORDIC/POLE O POWER O RACE O STROLLER					
PLACE	INDOOR O TREADMILL O ELLIPTICAL O VIDEO / OUTDOOR O PAVED O TRAIL					
TIME		DISTANCE		STEPS		
HEART RATE		CALORIES		WEATHER		
SHOES		OTHER				

TOTAL DISTANCE		TOTAL STEPS		TOTAL TIME		TOTAL CALORIES	

NOTES

WALKING LOG

MONTH		MONTHLY GOAL	
WEEK #		WEEK GOAL	
DATES	____ / ____ / ____	TO	____ / ____ / ____

MONDAY

WALK TYPE	O BRISK O CHI O MARATHON O NORDIC/POLE O POWER O RACE O STROLLER				
PLACE	INDOOR O TREADMILL O ELLIPTICAL O VIDEO / OUTDOOR O PAVED O TRAIL				
TIME		DISTANCE		STEPS	
HEART RATE		CALORIES		WEATHER	
SHOES		OTHER			

TUESDAY

WALK TYPE	O BRISK O CHI O MARATHON O NORDIC/POLE O POWER O RACE O STROLLER				
PLACE	INDOOR O TREADMILL O ELLIPTICAL O VIDEO / OUTDOOR O PAVED O TRAIL				
TIME		DISTANCE		STEPS	
HEART RATE		CALORIES		WEATHER	
SHOES		OTHER			

WEDNESDAY

WALK TYPE	O BRISK O CHI O MARATHON O NORDIC/POLE O POWER O RACE O STROLLER				
PLACE	INDOOR O TREADMILL O ELLIPTICAL O VIDEO / OUTDOOR O PAVED O TRAIL				
TIME		DISTANCE		STEPS	
HEART RATE		CALORIES		WEATHER	
SHOES		OTHER			

THURSDAY

WALK TYPE	O BRISK O CHI O MARATHON O NORDIC/POLE O POWER O RACE O STROLLER				
PLACE	INDOOR O TREADMILL O ELLIPTICAL O VIDEO / OUTDOOR O PAVED O TRAIL				
TIME		DISTANCE		STEPS	
HEART RATE		CALORIES		WEATHER	
SHOES		OTHER			

WALKING LOG

FRIDAY					
WALK TYPE	O BRISK O CHI O MARATHON O NORDIC/POLE O POWER O RACE O STROLLER				
PLACE	INDOOR O TREADMILL O ELLIPTICAL O VIDEO / OUTDOOR O PAVED O TRAIL				
TIME		DISTANCE		STEPS	
HEART RATE		CALORIES		WEATHER	
SHOES		OTHER			

SATURDAY					
WALK TYPE	O BRISK O CHI O MARATHON O NORDIC/POLE O POWER O RACE O STROLLER				
PLACE	INDOOR O TREADMILL O ELLIPTICAL O VIDEO / OUTDOOR O PAVED O TRAIL				
TIME		DISTANCE		STEPS	
HEART RATE		CALORIES		WEATHER	
SHOES		OTHER			

SUNDAY					
WALK TYPE	O BRISK O CHI O MARATHON O NORDIC/POLE O POWER O RACE O STROLLER				
PLACE	INDOOR O TREADMILL O ELLIPTICAL O VIDEO / OUTDOOR O PAVED O TRAIL				
TIME		DISTANCE		STEPS	
HEART RATE		CALORIES		WEATHER	
SHOES		OTHER			

TOTAL DISTANCE		TOTAL STEPS		TOTAL TIME		TOTAL CALORIES	
NOTES							

WALKING LOG

MONTH		MONTHLY GOAL	
WEEK #		WEEK GOAL	
DATES	_____ / _____ / _____	TO	_____ / _____ / _____

MONDAY					
WALK TYPE	O BRISK O CHI O MARATHON O NORDIC/POLE O POWER O RACE O STROLLER				
PLACE	INDOOR O TREADMILL O ELLIPTICAL O VIDEO / OUTDOOR O PAVED O TRAIL				
TIME		DISTANCE		STEPS	
HEART RATE		CALORIES		WEATHER	
SHOES		OTHER			

TUESDAY					
WALK TYPE	O BRISK O CHI O MARATHON O NORDIC/POLE O POWER O RACE O STROLLER				
PLACE	INDOOR O TREADMILL O ELLIPTICAL O VIDEO / OUTDOOR O PAVED O TRAIL				
TIME		DISTANCE		STEPS	
HEART RATE		CALORIES		WEATHER	
SHOES		OTHER			

WEDNESDAY					
WALK TYPE	O BRISK O CHI O MARATHON O NORDIC/POLE O POWER O RACE O STROLLER				
PLACE	INDOOR O TREADMILL O ELLIPTICAL O VIDEO / OUTDOOR O PAVED O TRAIL				
TIME		DISTANCE		STEPS	
HEART RATE		CALORIES		WEATHER	
SHOES		OTHER			

THURSDAY					
WALK TYPE	O BRISK O CHI O MARATHON O NORDIC/POLE O POWER O RACE O STROLLER				
PLACE	INDOOR O TREADMILL O ELLIPTICAL O VIDEO / OUTDOOR O PAVED O TRAIL				
TIME		DISTANCE		STEPS	
HEART RATE		CALORIES		WEATHER	
SHOES		OTHER			

WALKING LOG

FRIDAY

WALK TYPE	O BRISK O CHI O MARATHON O NORDIC/POLE O POWER O RACE O STROLLER					
PLACE	INDOOR O TREADMILL O ELLIPTICAL O VIDEO / OUTDOOR O PAVED O TRAIL					
TIME		DISTANCE		STEPS		
HEART RATE		CALORIES		WEATHER		
SHOES		OTHER				

SATURDAY

WALK TYPE	O BRISK O CHI O MARATHON O NORDIC/POLE O POWER O RACE O STROLLER					
PLACE	INDOOR O TREADMILL O ELLIPTICAL O VIDEO / OUTDOOR O PAVED O TRAIL					
TIME		DISTANCE		STEPS		
HEART RATE		CALORIES		WEATHER		
SHOES		OTHER				

SUNDAY

WALK TYPE	O BRISK O CHI O MARATHON O NORDIC/POLE O POWER O RACE O STROLLER					
PLACE	INDOOR O TREADMILL O ELLIPTICAL O VIDEO / OUTDOOR O PAVED O TRAIL					
TIME		DISTANCE		STEPS		
HEART RATE		CALORIES		WEATHER		
SHOES		OTHER				

TOTAL DISTANCE		TOTAL STEPS		TOTAL TIME		TOTAL CALORIES	

NOTES

WALKING LOG

MONTH		MONTHLY GOAL	
WEEK #		WEEK GOAL	
DATES	_____ / _____ / _____ TO _____ / _____ / _____		

MONDAY

WALK TYPE	O BRISK O CHI O MARATHON O NORDIC/POLE O POWER O RACE O STROLLER				
PLACE	INDOOR O TREADMILL O ELLIPTICAL O VIDEO / OUTDOOR O PAVED O TRAIL				
TIME		DISTANCE		STEPS	
HEART RATE		CALORIES		WEATHER	
SHOES		OTHER			

TUESDAY

WALK TYPE	O BRISK O CHI O MARATHON O NORDIC/POLE O POWER O RACE O STROLLER				
PLACE	INDOOR O TREADMILL O ELLIPTICAL O VIDEO / OUTDOOR O PAVED O TRAIL				
TIME		DISTANCE		STEPS	
HEART RATE		CALORIES		WEATHER	
SHOES		OTHER			

WEDNESDAY

WALK TYPE	O BRISK O CHI O MARATHON O NORDIC/POLE O POWER O RACE O STROLLER				
PLACE	INDOOR O TREADMILL O ELLIPTICAL O VIDEO / OUTDOOR O PAVED O TRAIL				
TIME		DISTANCE		STEPS	
HEART RATE		CALORIES		WEATHER	
SHOES		OTHER			

THURSDAY

WALK TYPE	O BRISK O CHI O MARATHON O NORDIC/POLE O POWER O RACE O STROLLER				
PLACE	INDOOR O TREADMILL O ELLIPTICAL O VIDEO / OUTDOOR O PAVED O TRAIL				
TIME		DISTANCE		STEPS	
HEART RATE		CALORIES		WEATHER	
SHOES		OTHER			

WALKING LOG

FRIDAY

WALK TYPE	O BRISK O CHI O MARATHON O NORDIC/POLE O POWER O RACE O STROLLER					
PLACE	INDOOR O TREADMILL O ELLIPTICAL O VIDEO / OUTDOOR O PAVED O TRAIL					
TIME		DISTANCE		STEPS	
HEART RATE		CALORIES		WEATHER	
SHOES		OTHER			

SATURDAY

WALK TYPE	O BRISK O CHI O MARATHON O NORDIC/POLE O POWER O RACE O STROLLER					
PLACE	INDOOR O TREADMILL O ELLIPTICAL O VIDEO / OUTDOOR O PAVED O TRAIL					
TIME		DISTANCE		STEPS	
HEART RATE		CALORIES		WEATHER	
SHOES		OTHER			

SUNDAY

WALK TYPE	O BRISK O CHI O MARATHON O NORDIC/POLE O POWER O RACE O STROLLER					
PLACE	INDOOR O TREADMILL O ELLIPTICAL O VIDEO / OUTDOOR O PAVED O TRAIL					
TIME		DISTANCE		STEPS	
HEART RATE		CALORIES		WEATHER	
SHOES		OTHER			

TOTAL DISTANCE		TOTAL STEPS		TOTAL TIME		TOTAL CALORIES	

NOTES

WALKING LOG

MONTH		MONTHLY GOAL	
WEEK #		WEEK GOAL	
DATES		_____ / _____ / _____ TO _____ / _____ / _____	

MONDAY

WALK TYPE	O BRISK O CHI O MARATHON O NORDIC/POLE O POWER O RACE O STROLLER				
PLACE	INDOOR O TREADMILL O ELLIPTICAL O VIDEO / OUTDOOR O PAVED O TRAIL				
TIME		DISTANCE		STEPS	
HEART RATE		CALORIES		WEATHER	
SHOES		OTHER			

TUESDAY

WALK TYPE	O BRISK O CHI O MARATHON O NORDIC/POLE O POWER O RACE O STROLLER				
PLACE	INDOOR O TREADMILL O ELLIPTICAL O VIDEO / OUTDOOR O PAVED O TRAIL				
TIME		DISTANCE		STEPS	
HEART RATE		CALORIES		WEATHER	
SHOES		OTHER			

WEDNESDAY

WALK TYPE	O BRISK O CHI O MARATHON O NORDIC/POLE O POWER O RACE O STROLLER				
PLACE	INDOOR O TREADMILL O ELLIPTICAL O VIDEO / OUTDOOR O PAVED O TRAIL				
TIME		DISTANCE		STEPS	
HEART RATE		CALORIES		WEATHER	
SHOES		OTHER			

THURSDAY

WALK TYPE	O BRISK O CHI O MARATHON O NORDIC/POLE O POWER O RACE O STROLLER				
PLACE	INDOOR O TREADMILL O ELLIPTICAL O VIDEO / OUTDOOR O PAVED O TRAIL				
TIME		DISTANCE		STEPS	
HEART RATE		CALORIES		WEATHER	
SHOES		OTHER			

WALKING LOG

FRIDAY						
WALK TYPE	O BRISK O CHI O MARATHON O NORDIC/POLE O POWER O RACE O STROLLER					
PLACE	INDOOR O TREADMILL O ELLIPTICAL O VIDEO / OUTDOOR O PAVED O TRAIL					
TIME		DISTANCE		STEPS		
HEART RATE		CALORIES		WEATHER		
SHOES		OTHER				

SATURDAY						
WALK TYPE	O BRISK O CHI O MARATHON O NORDIC/POLE O POWER O RACE O STROLLER					
PLACE	INDOOR O TREADMILL O ELLIPTICAL O VIDEO / OUTDOOR O PAVED O TRAIL					
TIME		DISTANCE		STEPS		
HEART RATE		CALORIES		WEATHER		
SHOES		OTHER				

SUNDAY						
WALK TYPE	O BRISK O CHI O MARATHON O NORDIC/POLE O POWER O RACE O STROLLER					
PLACE	INDOOR O TREADMILL O ELLIPTICAL O VIDEO / OUTDOOR O PAVED O TRAIL					
TIME		DISTANCE		STEPS		
HEART RATE		CALORIES		WEATHER		
SHOES		OTHER				

TOTAL DISTANCE		TOTAL STEPS		TOTAL TIME		TOTAL CALORIES	
NOTES							

WALKING LOG

MONTH		MONTHLY GOAL	
WEEK #		WEEK GOAL	
DATES		_____ / _____ / _____ TO _____ / _____ / _____	

MONDAY

WALK TYPE	O BRISK O CHI O MARATHON O NORDIC/POLE O POWER O RACE O STROLLER				
PLACE	INDOOR O TREADMILL O ELLIPTICAL O VIDEO / OUTDOOR O PAVED O TRAIL				
TIME		DISTANCE		STEPS	
HEART RATE		CALORIES		WEATHER	
SHOES		OTHER			

TUESDAY

WALK TYPE	O BRISK O CHI O MARATHON O NORDIC/POLE O POWER O RACE O STROLLER				
PLACE	INDOOR O TREADMILL O ELLIPTICAL O VIDEO / OUTDOOR O PAVED O TRAIL				
TIME		DISTANCE		STEPS	
HEART RATE		CALORIES		WEATHER	
SHOES		OTHER			

WEDNESDAY

WALK TYPE	O BRISK O CHI O MARATHON O NORDIC/POLE O POWER O RACE O STROLLER				
PLACE	INDOOR O TREADMILL O ELLIPTICAL O VIDEO / OUTDOOR O PAVED O TRAIL				
TIME		DISTANCE		STEPS	
HEART RATE		CALORIES		WEATHER	
SHOES		OTHER			

THURSDAY

WALK TYPE	O BRISK O CHI O MARATHON O NORDIC/POLE O POWER O RACE O STROLLER				
PLACE	INDOOR O TREADMILL O ELLIPTICAL O VIDEO / OUTDOOR O PAVED O TRAIL				
TIME		DISTANCE		STEPS	
HEART RATE		CALORIES		WEATHER	
SHOES		OTHER			

WALKING LOG

FRIDAY

WALK TYPE	O BRISK O CHI O MARATHON O NORDIC/POLE O POWER O RACE O STROLLER				
PLACE	INDOOR O TREADMILL O ELLIPTICAL O VIDEO / OUTDOOR O PAVED O TRAIL				
TIME		DISTANCE		STEPS	
HEART RATE		CALORIES		WEATHER	
SHOES		OTHER			

SATURDAY

WALK TYPE	O BRISK O CHI O MARATHON O NORDIC/POLE O POWER O RACE O STROLLER				
PLACE	INDOOR O TREADMILL O ELLIPTICAL O VIDEO / OUTDOOR O PAVED O TRAIL				
TIME		DISTANCE		STEPS	
HEART RATE		CALORIES		WEATHER	
SHOES		OTHER			

SUNDAY

WALK TYPE	O BRISK O CHI O MARATHON O NORDIC/POLE O POWER O RACE O STROLLER				
PLACE	INDOOR O TREADMILL O ELLIPTICAL O VIDEO / OUTDOOR O PAVED O TRAIL				
TIME		DISTANCE		STEPS	
HEART RATE		CALORIES		WEATHER	
SHOES		OTHER			

TOTAL DISTANCE		TOTAL STEPS		TOTAL TIME		TOTAL CALORIES	
NOTES							

WALKING LOG

MONTH		MONTHLY GOAL	
WEEK #		WEEK GOAL	
DATES		_____ / _____ / _____ TO _____ / _____ / _____	

MONDAY

WALK TYPE	O BRISK O CHI O MARATHON O NORDIC/POLE O POWER O RACE O STROLLER				
PLACE	INDOOR O TREADMILL O ELLIPTICAL O VIDEO / OUTDOOR O PAVED O TRAIL				
TIME		DISTANCE		STEPS	
HEART RATE		CALORIES		WEATHER	
SHOES		OTHER			

TUESDAY

WALK TYPE	O BRISK O CHI O MARATHON O NORDIC/POLE O POWER O RACE O STROLLER				
PLACE	INDOOR O TREADMILL O ELLIPTICAL O VIDEO / OUTDOOR O PAVED O TRAIL				
TIME		DISTANCE		STEPS	
HEART RATE		CALORIES		WEATHER	
SHOES		OTHER			

WEDNESDAY

WALK TYPE	O BRISK O CHI O MARATHON O NORDIC/POLE O POWER O RACE O STROLLER				
PLACE	INDOOR O TREADMILL O ELLIPTICAL O VIDEO / OUTDOOR O PAVED O TRAIL				
TIME		DISTANCE		STEPS	
HEART RATE		CALORIES		WEATHER	
SHOES		OTHER			

THURSDAY

WALK TYPE	O BRISK O CHI O MARATHON O NORDIC/POLE O POWER O RACE O STROLLER				
PLACE	INDOOR O TREADMILL O ELLIPTICAL O VIDEO / OUTDOOR O PAVED O TRAIL				
TIME		DISTANCE		STEPS	
HEART RATE		CALORIES		WEATHER	
SHOES		OTHER			

WALKING LOG

FRIDAY						
WALK TYPE	O BRISK O CHI O MARATHON O NORDIC/POLE O POWER O RACE O STROLLER					
PLACE	INDOOR O TREADMILL O ELLIPTICAL O VIDEO / OUTDOOR O PAVED O TRAIL					
TIME		DISTANCE		STEPS	
HEART RATE		CALORIES		WEATHER	
SHOES		OTHER			

SATURDAY						
WALK TYPE	O BRISK O CHI O MARATHON O NORDIC/POLE O POWER O RACE O STROLLER					
PLACE	INDOOR O TREADMILL O ELLIPTICAL O VIDEO / OUTDOOR O PAVED O TRAIL					
TIME		DISTANCE		STEPS	
HEART RATE		CALORIES		WEATHER	
SHOES		OTHER			

SUNDAY						
WALK TYPE	O BRISK O CHI O MARATHON O NORDIC/POLE O POWER O RACE O STROLLER					
PLACE	INDOOR O TREADMILL O ELLIPTICAL O VIDEO / OUTDOOR O PAVED O TRAIL					
TIME		DISTANCE		STEPS	
HEART RATE		CALORIES		WEATHER	
SHOES		OTHER			

TOTAL DISTANCE		TOTAL STEPS		TOTAL TIME		TOTAL CALORIES	
NOTES							

WALKING LOG

MONTH		MONTHLY GOAL	
WEEK #		WEEK GOAL	
DATES	____ / ____ / ____ TO ____ / ____ / ____		

MONDAY

WALK TYPE	O BRISK O CHI O MARATHON O NORDIC/POLE O POWER O RACE O STROLLER				
PLACE	INDOOR O TREADMILL O ELLIPTICAL O VIDEO / OUTDOOR O PAVED O TRAIL				
TIME		DISTANCE		STEPS	
HEART RATE		CALORIES		WEATHER	
SHOES		OTHER			

TUESDAY

WALK TYPE	O BRISK O CHI O MARATHON O NORDIC/POLE O POWER O RACE O STROLLER				
PLACE	INDOOR O TREADMILL O ELLIPTICAL O VIDEO / OUTDOOR O PAVED O TRAIL				
TIME		DISTANCE		STEPS	
HEART RATE		CALORIES		WEATHER	
SHOES		OTHER			

WEDNESDAY

WALK TYPE	O BRISK O CHI O MARATHON O NORDIC/POLE O POWER O RACE O STROLLER				
PLACE	INDOOR O TREADMILL O ELLIPTICAL O VIDEO / OUTDOOR O PAVED O TRAIL				
TIME		DISTANCE		STEPS	
HEART RATE		CALORIES		WEATHER	
SHOES		OTHER			

THURSDAY

WALK TYPE	O BRISK O CHI O MARATHON O NORDIC/POLE O POWER O RACE O STROLLER				
PLACE	INDOOR O TREADMILL O ELLIPTICAL O VIDEO / OUTDOOR O PAVED O TRAIL				
TIME		DISTANCE		STEPS	
HEART RATE		CALORIES		WEATHER	
SHOES		OTHER			

WALKING LOG

FRIDAY

WALK TYPE	O BRISK O CHI O MARATHON O NORDIC/POLE O POWER O RACE O STROLLER					
PLACE	INDOOR O TREADMILL O ELLIPTICAL O VIDEO / OUTDOOR O PAVED O TRAIL					
TIME		DISTANCE		STEPS	
HEART RATE		CALORIES		WEATHER	
SHOES		OTHER			

SATURDAY

WALK TYPE	O BRISK O CHI O MARATHON O NORDIC/POLE O POWER O RACE O STROLLER					
PLACE	INDOOR O TREADMILL O ELLIPTICAL O VIDEO / OUTDOOR O PAVED O TRAIL					
TIME		DISTANCE		STEPS	
HEART RATE		CALORIES		WEATHER	
SHOES		OTHER			

SUNDAY

WALK TYPE	O BRISK O CHI O MARATHON O NORDIC/POLE O POWER O RACE O STROLLER					
PLACE	INDOOR O TREADMILL O ELLIPTICAL O VIDEO / OUTDOOR O PAVED O TRAIL					
TIME		DISTANCE		STEPS	
HEART RATE		CALORIES		WEATHER	
SHOES		OTHER			

TOTAL DISTANCE		TOTAL STEPS		TOTAL TIME		TOTAL CALORIES	
NOTES							

WALKING LOG

MONTH		MONTHLY GOAL	
WEEK #		WEEK GOAL	
DATES		_____ / _____ / _____ TO _____ / _____ / _____	

MONDAY

WALK TYPE	O BRISK O CHI O MARATHON O NORDIC/POLE O POWER O RACE O STROLLER				
PLACE	INDOOR O TREADMILL O ELLIPTICAL O VIDEO / OUTDOOR O PAVED O TRAIL				
TIME		DISTANCE		STEPS	
HEART RATE		CALORIES		WEATHER	
SHOES		OTHER			

TUESDAY

WALK TYPE	O BRISK O CHI O MARATHON O NORDIC/POLE O POWER O RACE O STROLLER				
PLACE	INDOOR O TREADMILL O ELLIPTICAL O VIDEO / OUTDOOR O PAVED O TRAIL				
TIME		DISTANCE		STEPS	
HEART RATE		CALORIES		WEATHER	
SHOES		OTHER			

WEDNESDAY

WALK TYPE	O BRISK O CHI O MARATHON O NORDIC/POLE O POWER O RACE O STROLLER				
PLACE	INDOOR O TREADMILL O ELLIPTICAL O VIDEO / OUTDOOR O PAVED O TRAIL				
TIME		DISTANCE		STEPS	
HEART RATE		CALORIES		WEATHER	
SHOES		OTHER			

THURSDAY

WALK TYPE	O BRISK O CHI O MARATHON O NORDIC/POLE O POWER O RACE O STROLLER				
PLACE	INDOOR O TREADMILL O ELLIPTICAL O VIDEO / OUTDOOR O PAVED O TRAIL				
TIME		DISTANCE		STEPS	
HEART RATE		CALORIES		WEATHER	
SHOES		OTHER			

WALKING LOG

FRIDAY

WALK TYPE	O BRISK O CHI O MARATHON O NORDIC/POLE O POWER O RACE O STROLLER					
PLACE	INDOOR O TREADMILL O ELLIPTICAL O VIDEO / OUTDOOR O PAVED O TRAIL					
TIME		DISTANCE		STEPS		
HEART RATE		CALORIES		WEATHER		
SHOES		OTHER				

SATURDAY

WALK TYPE	O BRISK O CHI O MARATHON O NORDIC/POLE O POWER O RACE O STROLLER					
PLACE	INDOOR O TREADMILL O ELLIPTICAL O VIDEO / OUTDOOR O PAVED O TRAIL					
TIME		DISTANCE		STEPS		
HEART RATE		CALORIES		WEATHER		
SHOES		OTHER				

SUNDAY

WALK TYPE	O BRISK O CHI O MARATHON O NORDIC/POLE O POWER O RACE O STROLLER					
PLACE	INDOOR O TREADMILL O ELLIPTICAL O VIDEO / OUTDOOR O PAVED O TRAIL					
TIME		DISTANCE		STEPS		
HEART RATE		CALORIES		WEATHER		
SHOES		OTHER				

TOTAL DISTANCE		TOTAL STEPS		TOTAL TIME		TOTAL CALORIES	

NOTES

WALKING LOG

MONTH		MONTHLY GOAL	
WEEK #		WEEK GOAL	
DATES		____ / ____ / ____ TO ____ / ____ / ____	

MONDAY

WALK TYPE	O BRISK O CHI O MARATHON O NORDIC/POLE O POWER O RACE O STROLLER				
PLACE	INDOOR O TREADMILL O ELLIPTICAL O VIDEO / OUTDOOR O PAVED O TRAIL				
TIME		DISTANCE		STEPS	
HEART RATE		CALORIES		WEATHER	
SHOES		OTHER			

TUESDAY

WALK TYPE	O BRISK O CHI O MARATHON O NORDIC/POLE O POWER O RACE O STROLLER				
PLACE	INDOOR O TREADMILL O ELLIPTICAL O VIDEO / OUTDOOR O PAVED O TRAIL				
TIME		DISTANCE		STEPS	
HEART RATE		CALORIES		WEATHER	
SHOES		OTHER			

WEDNESDAY

WALK TYPE	O BRISK O CHI O MARATHON O NORDIC/POLE O POWER O RACE O STROLLER				
PLACE	INDOOR O TREADMILL O ELLIPTICAL O VIDEO / OUTDOOR O PAVED O TRAIL				
TIME		DISTANCE		STEPS	
HEART RATE		CALORIES		WEATHER	
SHOES		OTHER			

THURSDAY

WALK TYPE	O BRISK O CHI O MARATHON O NORDIC/POLE O POWER O RACE O STROLLER				
PLACE	INDOOR O TREADMILL O ELLIPTICAL O VIDEO / OUTDOOR O PAVED O TRAIL				
TIME		DISTANCE		STEPS	
HEART RATE		CALORIES		WEATHER	
SHOES		OTHER			

WALKING LOG

FRIDAY

WALK TYPE	O BRISK O CHI O MARATHON O NORDIC/POLE O POWER O RACE O STROLLER					
PLACE	INDOOR O TREADMILL O ELLIPTICAL O VIDEO / OUTDOOR O PAVED O TRAIL					
TIME		DISTANCE		STEPS		
HEART RATE		CALORIES		WEATHER		
SHOES		OTHER				

SATURDAY

WALK TYPE	O BRISK O CHI O MARATHON O NORDIC/POLE O POWER O RACE O STROLLER					
PLACE	INDOOR O TREADMILL O ELLIPTICAL O VIDEO / OUTDOOR O PAVED O TRAIL					
TIME		DISTANCE		STEPS		
HEART RATE		CALORIES		WEATHER		
SHOES		OTHER				

SUNDAY

WALK TYPE	O BRISK O CHI O MARATHON O NORDIC/POLE O POWER O RACE O STROLLER					
PLACE	INDOOR O TREADMILL O ELLIPTICAL O VIDEO / OUTDOOR O PAVED O TRAIL					
TIME		DISTANCE		STEPS		
HEART RATE		CALORIES		WEATHER		
SHOES		OTHER				

TOTAL DISTANCE		TOTAL STEPS		TOTAL TIME		TOTAL CALORIES	
NOTES							

WALKING LOG

MONTH		MONTHLY GOAL	
WEEK #		WEEK GOAL	
DATES	___ / ___ / ___	TO	___ / ___ / ___

MONDAY

WALK TYPE	O BRISK O CHI O MARATHON O NORDIC/POLE O POWER O RACE O STROLLER				
PLACE	INDOOR O TREADMILL O ELLIPTICAL O VIDEO / OUTDOOR O PAVED O TRAIL				
TIME		DISTANCE		STEPS	
HEART RATE		CALORIES		WEATHER	
SHOES		OTHER			

TUESDAY

WALK TYPE	O BRISK O CHI O MARATHON O NORDIC/POLE O POWER O RACE O STROLLER				
PLACE	INDOOR O TREADMILL O ELLIPTICAL O VIDEO / OUTDOOR O PAVED O TRAIL				
TIME		DISTANCE		STEPS	
HEART RATE		CALORIES		WEATHER	
SHOES		OTHER			

WEDNESDAY

WALK TYPE	O BRISK O CHI O MARATHON O NORDIC/POLE O POWER O RACE O STROLLER				
PLACE	INDOOR O TREADMILL O ELLIPTICAL O VIDEO / OUTDOOR O PAVED O TRAIL				
TIME		DISTANCE		STEPS	
HEART RATE		CALORIES		WEATHER	
SHOES		OTHER			

THURSDAY

WALK TYPE	O BRISK O CHI O MARATHON O NORDIC/POLE O POWER O RACE O STROLLER				
PLACE	INDOOR O TREADMILL O ELLIPTICAL O VIDEO / OUTDOOR O PAVED O TRAIL				
TIME		DISTANCE		STEPS	
HEART RATE		CALORIES		WEATHER	
SHOES		OTHER			

WALKING LOG

FRIDAY

WALK TYPE	O BRISK O CHI O MARATHON O NORDIC/POLE O POWER O RACE O STROLLER					
PLACE	INDOOR O TREADMILL O ELLIPTICAL O VIDEO / OUTDOOR O PAVED O TRAIL					
TIME		DISTANCE		STEPS		
HEART RATE		CALORIES		WEATHER		
SHOES		OTHER				

SATURDAY

WALK TYPE	O BRISK O CHI O MARATHON O NORDIC/POLE O POWER O RACE O STROLLER					
PLACE	INDOOR O TREADMILL O ELLIPTICAL O VIDEO / OUTDOOR O PAVED O TRAIL					
TIME		DISTANCE		STEPS		
HEART RATE		CALORIES		WEATHER		
SHOES		OTHER				

SUNDAY

WALK TYPE	O BRISK O CHI O MARATHON O NORDIC/POLE O POWER O RACE O STROLLER					
PLACE	INDOOR O TREADMILL O ELLIPTICAL O VIDEO / OUTDOOR O PAVED O TRAIL					
TIME		DISTANCE		STEPS		
HEART RATE		CALORIES		WEATHER		
SHOES		OTHER				

TOTAL DISTANCE		TOTAL STEPS		TOTAL TIME		TOTAL CALORIES	

NOTES

WALKING LOG

MONTH		MONTHLY GOAL	
WEEK #		WEEK GOAL	
DATES		_____ / _____ / _____ TO _____ / _____ / _____	

MONDAY

WALK TYPE	O BRISK O CHI O MARATHON O NORDIC/POLE O POWER O RACE O STROLLER				
PLACE	INDOOR O TREADMILL O ELLIPTICAL O VIDEO / OUTDOOR O PAVED O TRAIL				
TIME		DISTANCE		STEPS	
HEART RATE		CALORIES		WEATHER	
SHOES		OTHER			

TUESDAY

WALK TYPE	O BRISK O CHI O MARATHON O NORDIC/POLE O POWER O RACE O STROLLER				
PLACE	INDOOR O TREADMILL O ELLIPTICAL O VIDEO / OUTDOOR O PAVED O TRAIL				
TIME		DISTANCE		STEPS	
HEART RATE		CALORIES		WEATHER	
SHOES		OTHER			

WEDNESDAY

WALK TYPE	O BRISK O CHI O MARATHON O NORDIC/POLE O POWER O RACE O STROLLER				
PLACE	INDOOR O TREADMILL O ELLIPTICAL O VIDEO / OUTDOOR O PAVED O TRAIL				
TIME		DISTANCE		STEPS	
HEART RATE		CALORIES		WEATHER	
SHOES		OTHER			

THURSDAY

WALK TYPE	O BRISK O CHI O MARATHON O NORDIC/POLE O POWER O RACE O STROLLER				
PLACE	INDOOR O TREADMILL O ELLIPTICAL O VIDEO / OUTDOOR O PAVED O TRAIL				
TIME		DISTANCE		STEPS	
HEART RATE		CALORIES		WEATHER	
SHOES		OTHER			

WALKING LOG

FRIDAY					
WALK TYPE	O BRISK O CHI O MARATHON O NORDIC/POLE O POWER O RACE O STROLLER				
PLACE	INDOOR O TREADMILL O ELLIPTICAL O VIDEO / OUTDOOR O PAVED O TRAIL				
TIME		DISTANCE		STEPS	
HEART RATE		CALORIES		WEATHER	
SHOES		OTHER			

SATURDAY					
WALK TYPE	O BRISK O CHI O MARATHON O NORDIC/POLE O POWER O RACE O STROLLER				
PLACE	INDOOR O TREADMILL O ELLIPTICAL O VIDEO / OUTDOOR O PAVED O TRAIL				
TIME		DISTANCE		STEPS	
HEART RATE		CALORIES		WEATHER	
SHOES		OTHER			

SUNDAY					
WALK TYPE	O BRISK O CHI O MARATHON O NORDIC/POLE O POWER O RACE O STROLLER				
PLACE	INDOOR O TREADMILL O ELLIPTICAL O VIDEO / OUTDOOR O PAVED O TRAIL				
TIME		DISTANCE		STEPS	
HEART RATE		CALORIES		WEATHER	
SHOES		OTHER			

TOTAL DISTANCE		TOTAL STEPS		TOTAL TIME		TOTAL CALORIES	

NOTES

www.ingramcontent.com/pod-product-compliance
Lightning Source LLC
Chambersburg PA
CBHW070026030426
42335CB00017B/2307